[瑞士] 荣格————著 杨儒宾————译

东洋冥想的心理学
——从易经到禅

U0225356

中央编译出版社
CCTP
Central Compilation & Translation Press

图书在版编目 (CIP) 数据

东洋冥想的心理学：从易经到禅 / （瑞士）荣格著；
杨儒宾译 . —北京：中央编译出版社，2023.7（2024.11 重印）
（荣格心理学经典译丛）
ISBN 978-7-5117-4440-1

Ⅰ . ①东… Ⅱ . ①荣… ②杨… Ⅲ . ①宗教心理学 –
研究 – 东方国家 Ⅳ . ① B920

中国国家版本馆 CIP 数据核字 (2023) 第 095444 号

东洋冥想的心理学：从易经到禅

责任编辑	周孟颖	
责任印制	李 颖	
出版发行	中央编译出版社	
地 址	北京市海淀区北四环西路 69 号 (100080)	
电 话	(010)55627391(总编室)	(010)55627318(编辑室)
	(010)55627320(发行部)	(010)55627377(新技术部)
经 销	全国新华书店	
印 刷	佳兴达印刷（天津）有限公司	
开 本	880 毫米 ×1230 毫米 1/32	
字 数	179 千字	
印 张	10.375	
版 次	2023 年 7 月第 1 版	
印 次	2024 年 11 月第 3 次印刷	
定 价	369.00 元（全 8 册）	

新浪微博：@ 中央编译出版社 微 信：中央编译出版社 (ID：cctphome)
淘宝店铺：中央编译出版社直销店 (http：//shop108367160.taobao.com) (010)55627331

本社常年法律顾问：北京市吴栾赵阎律师事务所律师 闫军 梁勤
凡有印装质量问题，本社负责调换。电话：(010)55626985

出版前言

荣格的《金花的秘密》和《未发现的自我》在中央编译出版社出版后，引起国内读者的广泛关注，其中不乏心理学爱好者、心灵探索者，以及荣格心理学的研究者。

这两本书之所以广受关注，原因正如它们的名字所指出的——"秘密""未发现"，这是荣格向人类发出探索潜在奥秘的邀请。荣格曾感叹，在人类历史上，人们把所有精力都倾注于研究自然，而对人的精神研究却很少，在对外界自然的探索中，人类逐渐迷失自我，被时代裹挟，被无意识吞噬……

为了更好地向读者介绍荣格心理学，中央编译出版社选取荣格文献中的精华篇章，切入荣格关于梦、原型、东洋智慧、潜意识、成长过程等方面的心理问题、类型问题、心理治疗等相关主题内容，经由有关专家学者翻译，以"荣格心理学经典译丛"为丛书名呈现出来。此外，书中许多精美插图均来自于不同时期荣格的相关著作，部分是在中国书刊中首次出现，与书中内容相配合，将带给读者不一样的视觉与心灵冲击。

多年来，中央编译出版社注重引进国外有影响的哲学社会科学著作，其中有相当一部分是心理学方面的著作，目前已形成比较完整的心理学著作体系，既有心理学基础理论读物，又有心理学大众普及读物，可谓种类丰富、名家荟萃。我们希望这套丛书的推出，能够为喜欢荣格心理学的读者和心理学研究者，提供一套系统、权威的读本，也带来更好的阅读体验。译文不当之处，敬请批评指正。

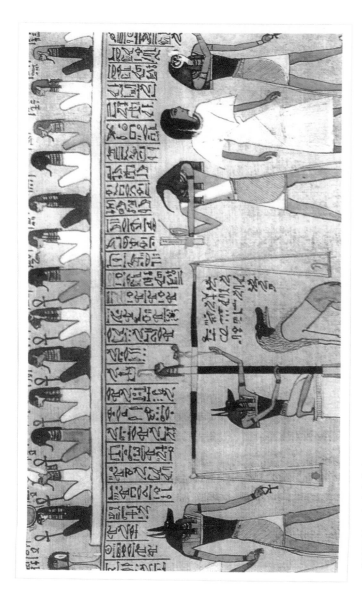

《埃及的死亡之书》之一景：死者亡魂被带到宣判厅接受审判。秤头用来称其良心多重。

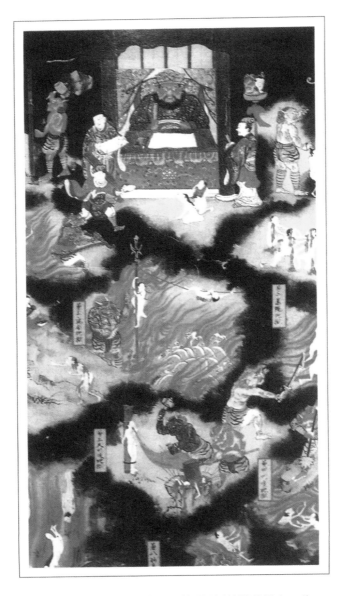

中阴身转胎到来生前，通常要通过地狱此关卡。此幅为 11、12 世纪描绘地狱变的日本画。

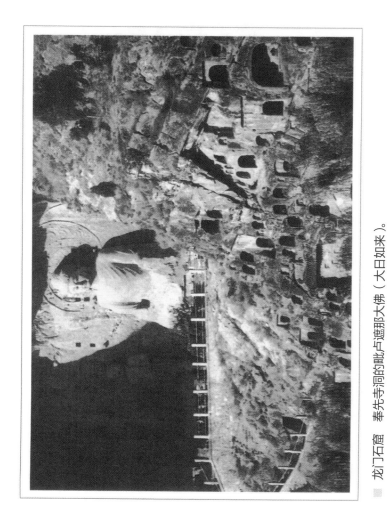

龙门石窟　奉先寺洞的毗卢遮那大佛（大日如来）。

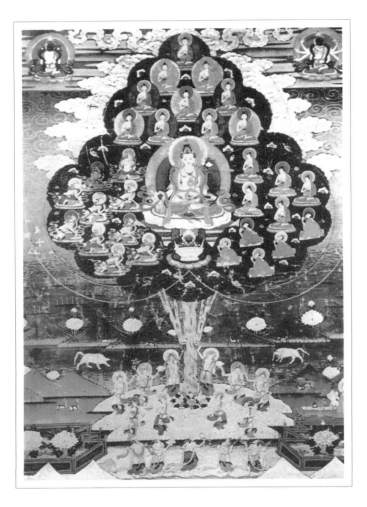

■ 荣格从密教瑜珈吸收一些重要观念。本图为18世纪西藏唐卡，其图形象征一切有情连绵一片，无从割舍。

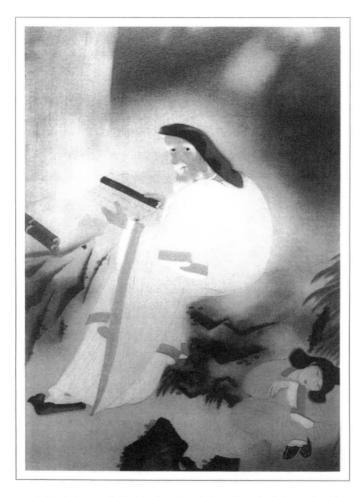

荣格时常翻阅《道德经》，他认为老子的思想代表一种无比深邃的智慧，但他不能想象日薄西山的老子与妙龄女郎共舞之事。此图为日本画家横山大观名作，描写老子读经，女童卧听，其旨意与荣格所说大异其趣。

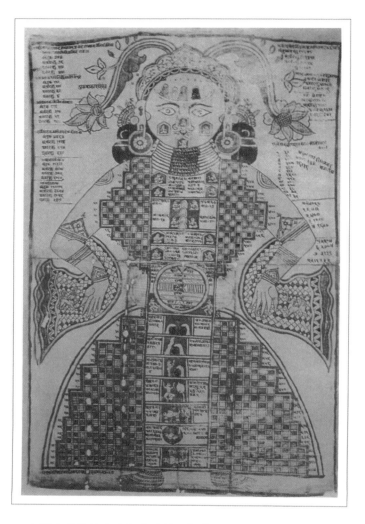

东洋人往往将上帝与本我等同起来。视两者一而二，二而一。此图为耆那教之宇宙观，所有的时间与世界在人身上会合一片，毫无区别。

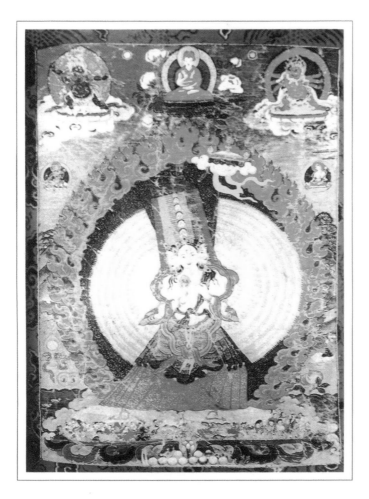

西藏人认为诸神都是心灵投射的产物，其本质是灵幻的但确实存在。这种虚实的观念与西洋人理解的不同。图为18世纪西藏唐卡，描绘诸佛诸菩萨从一菩萨头顶化身而出。

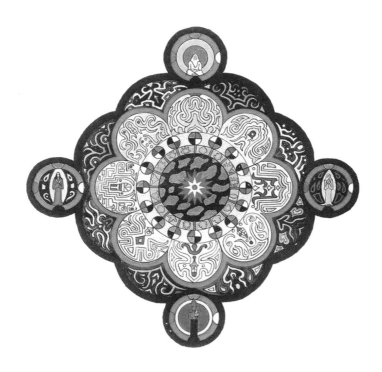

这是一幅荣格自画的曼荼罗，内容描绘宇宙的对立与统一。
最外一圈描绘内—外、阴—阳之关系。

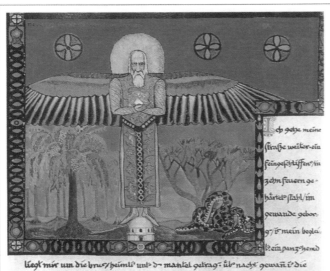

荣格认为了解自己的无意识非常重要，无意识有时候会以幻影的姿态显现出来。荣格曾长期和他自己的无意识对话，他的无意识显现为一智慧老人，荣格称呼其名为 Philemon，并视他为"谷儒"（印度的上师）。

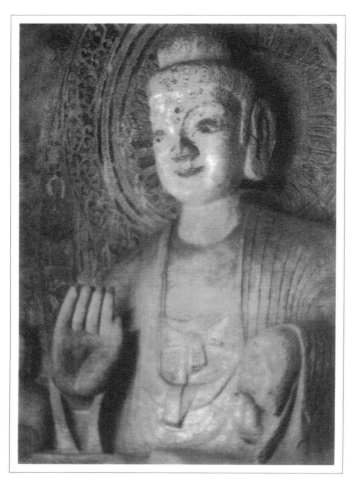

荣格认为佛陀思想对心理分析帮助甚大,此图为龙门石窟"宾阳中洞本尊"(北魏)。

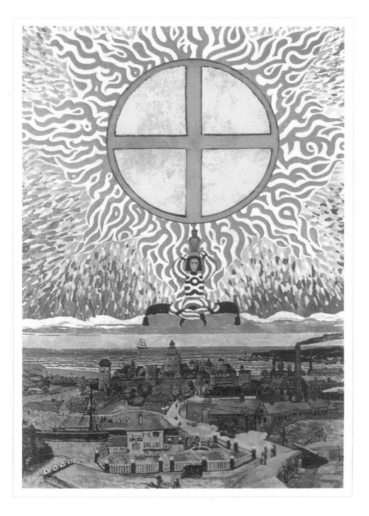

代表神圣的火球飘浮在科技与战争世界的上空，荣格这幅画于1920年的画是依据他1914年1月22日的一场梦画的。此梦显示荣格对西洋文明片面发展理智及科技的担忧，同时也预知当年8月欧洲掀起了一场腥风血雨的大战争。

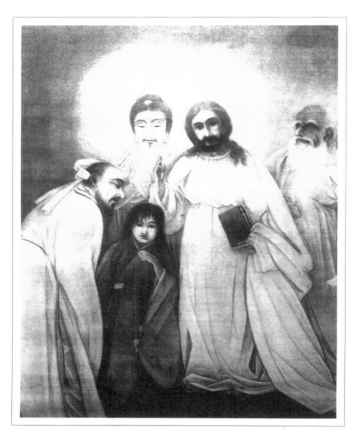

如何将外来文化移植到本土来，而又能茁壮成长，是门很大的学问，荣格对西洋人盲目参禅的风气极为忧心。类似的情况也见于东方，此思想混乱图为日本名家横山大观所绘，图中儿童代表日本，旁边围绕孔子、佛陀、基督与老子四位圣人，主题是："不知该信仰谁"，此图反映明治时期的状况。

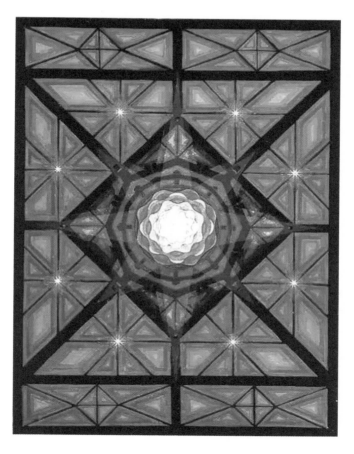

光明是圣人最常见的征兆，这是荣格1927年画的一幅曼荼罗，金花闪耀，光线四射。

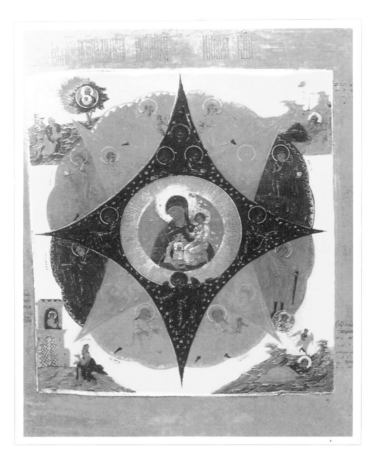

曼荼罗不仅见于东方，基督宗教里也时常可见，此图为18世纪俄国的宗教画，图形中央为圣母（抱着耶稣），四角是耶教里的圣徒。

目　录

译者前言

杨儒宾

一

荣格（C. G. Jung，1875—1961）是心理分析学界的巨擘，也是分析心理学的创造者，这种身份大家耳熟能详。但荣格一生知识的冒险绝不限于心理分析，在宗教、神话、文学、艺术、民俗、政治的领域里，我们都可以看到他的足迹。任何人只要翻过荣格庞大惊人的著作之目录，很难不感受到他的涉猎之广及兴趣之怪。在他这些"不务正业"的业绩中，东洋思想占的比例之重尤其显目。荣格谦称他自己不是东洋学者，完全没有资格谈论东洋思想的微言大义。荣格这段话是否为谦逊之辞，可能要看我们如何看待它而定。如果我们从现代学术要求的一些吹毛求疵的条件看来，荣格诚然不够格妄论东洋思想，他既不懂中文、日文，也看不懂梵文，而且没有证据显示他对东洋悠久复杂的传统有多少的了解。但尽管有这些形式条件方面的缺憾，同时我们还可以说他对东洋思想的了解也不免偏颇不全，但由于荣格对东洋思想兴趣浓厚，工夫下得也够，因此他的见解时有发人深省之处。和绝大多数的汉学家著作比较起来，荣格的东洋学研究要有意义多了。

荣格与东洋思想特别有缘，此事可分两部分说，一从他个人的经历，一从"无意识"开展的历程而论。就前者而言，我们知道荣格最早和东洋思想接触的时间是他六岁那年。荣格思想早熟，很早就懂得阅读，有次碰到儿童读物上有关印度宗教的事情，他完全不懂，因此央求母亲帮他解说。他文明优雅的母亲虽然跟他讲了里面的内容，但谈及毗湿奴、湿婆这些异教徒的神祇时，总是带点鄙夷不屑的口气，荣格却觉得这些诡异迷人的神像和他"原始的启示"关联很深。荣格青少年之际和东洋思想有无关联，我们知道得不是很清楚。但我们知道 1913 年荣格 38 岁时，因对无意识的诠释不同，和弗洛伊德公开决裂。之后，他曾写下《红书》（*Red Book*），此著作据已知的内容看来，里面充满了东洋宗教的意象。以后几年，欧洲陷入一次大战的弥天烽火，而荣格自己从无意识涌现上来的意象也适时展现了无比旺盛的火力。在 1918—1919 年间，荣格几乎每朝都画大小不等的方圆图形，借以观察他自己内心的隐微无名意绪，这些图形就是荣格后来自称的曼荼罗（mandala）——曼荼罗文化的大本营恰好是印度与中国。1920 年在荣格的东洋学研究上是关键性的一年，因为一位关键性的人物魏礼贤（R. Wilhelm）刚好在那一年从中国返回德国。荣、魏两人在某集会上互相认识，以后终魏氏一生，两者交往非常密切，不比泛泛。魏氏居留中国长达20年，浸润中国风土人情甚深，对中国经典用力极勤，而更难得的，莫过于他以传教士的身份却能领悟并思求实践中国文化活的精神。自认识魏氏以后，中国思想的因素明显地介入荣格的理论体系，而且终其一生逐日加深，毫无改变。可以说：荣格思想最有创意的部分都可以看到儒道思想的精灵居间跳跃。

　　谈到荣格的东洋研究，不能不论及爱诺思会议（Eranos Meeting）。这个由宗教学者欧托（R. Otto）等倡导、每年在瑞士阿斯科纳召开的会议，主办单位总会邀集东西方著名宗教、神话、哲学、心理学等领域的学者共聚一堂，彼此激荡。荣格从1933年参加以后，几乎成了与会的灵魂人物。著名的东洋学专家如耶律亚德（M. Eliade）、纽曼（E. Newmann）、西玛尔（H. Zimmer）、铃木大拙等人皆曾与会，与荣格也都结下了深浅不等的交情。荣格和西玛尔深交，无疑地对他了解印度的宗教与艺术有很大的帮助；这就像他与铃木大拙交往，使他对禅宗这门传说"印度下种，中国成长，日本开花"的独特思潮，有较深刻的体会一样。可以这么说：除了像胡适这样的理性主义者外，荣格与东洋学的专家交往受益很大。而就20世纪当今的欧美人文社会科学大家来说，像荣格这般努力吸取东洋智慧的人，可以说非常少见，他除了结交东洋学学者外，还曾亲履印度大陆。1938年他应印度的英国殖民政府之邀，横贯了此一古老而又具异国风味的次大陆，并经由锡兰（斯里兰卡）返国。这趟亲眼目证之旅对他刺激很大，虽然他一方面仍沉迷在炼金术的研究当中，但另一方面他又可东西比较，在古老与现代间游移浏览，敛情反思。

二

荣格一生的经历确实与东洋有千丝万缕割不断的牵扯，但要了解荣格与东洋的关系，却不能仅限定于其"个人历史"的层面，而当从其内心的感受性谈起。荣格思想一向重类型，轻特质；重心灵，轻历史。他与东洋学的关系，也是如此。荣格之所以重视东洋思想，乃因两者的关怀同样落在"无意识"的范围。我们前文提到荣格中年时，因无意识的解释问题和他的学问上的教父弗洛伊德公开决裂，此一时期即所谓的"无意识对决的时代"。当荣格很诡谲地在行动上实践"爱笛帕斯弑父情结"的真谛后，他在心理分析圈子突然陷入孤立无援的困境，此时，东洋思想成了他最强而有力的援军。他在《涅槃道大手印瑜珈法要》述评中，曾简要地分判东西洋对心灵理解的基本差异。他说：西洋人所说的心灵，大体上即与"意识"相同；但东洋人谈心灵时，却非得把"无意识"包括进来不可。不但如此，他认为东洋人所说的无意识远比弗洛伊德等人理解的压抑性之无意识要深远多了。荣格这种分判简洁有力，而且极为关键。我们如果将他的分判和他自己一生的追求作一对比，其情景就更值得玩味了。荣格在他晚年的自传的一开始处即说道："我的一生是一个无意识自我充分发挥的故事，无意识里的一切竭力作出种种的外在性表现。"我们如果把荣格的夫子自道代进上面所说的东西洋心灵观念的差异之格式，那么，我们也可以说：荣格的一生是一个东洋思想自我充分发挥的故事。如果话不想说得那么满，至少我们可以这样说：荣格的一生是一个与东洋思想不断对话的故事。

005

译者前言

"无意识"一词确实是连接荣格与东洋思想的接合剂。荣格最有原创性的一些观念，如"集体无意识""原型""阿尼玛—阿尼姆斯""同时性原理""能动性的想象力""个体化"等观念，我们都可以在东洋思想中找到相对应的想法。荣格自己也不讳言：其中有些观点根本上即受到东洋思想的启蒙，最明显的例子莫过于"同时性原理"之于《易经》。荣格对他晚年才敢公然提倡的这项原理非常重视，如果同时性原理可以成立的话，我们人类建构知识的基本设定因果律即要受到很大的挑战。荣格所以敢表白他的雄心壮志，除了因为他自认为可以从心理分析的案例中获得佐证外，主要是《易经》提供了他最完美的理论基础及程序运作。

三

但荣格强调他自己与东洋思想的亲和性时，他也不会忘记提醒读者：东洋思想同样有它的问题，而且荣格本人与东洋思想也有差距。荣格这点提示很重要，它显示了无意识固然是连接两者的接合剂，但也是分开两者的分道盘。荣格的一生是个无意识自我发挥的故事，这是事实。但对比较正统的东洋学者来说，荣格的无意识总是令人觉得有些古怪。荣格是本世纪思想界的宗师，但如果我们读过他的传记或自传的话，又会觉得他也不无可能是本世纪学术圈内最大的巫师。荣格自小即有一种本能，他想象力特别丰富，做的梦特别复杂，碰到的怪事也特别多。他有好几度见过幻象，其中一次包括他的好友魏礼贤临死前显像于其床前；他也有好几次类似心电感应的经验，而且事后证明都非常灵验；他也曾经历过灵魂出窍；他在古建筑里居然可以看到早在中世纪时已被烧毁的壁画；他曾夜宿古战场，整晚都闻到古战鼓声；他也善于做梦，而且做的梦都具有丰富的意义。荣格的老家还因受到灵媒做法影响，结果硬木桌迸裂，铜刀也断成数片，至今其证物仍在。我们不怀疑荣格的精神状态，但他的体质确实很特殊，他能看到常人看不到的，能经历常人所不能经历的。我们这样谈有什么意义呢？有的，因为荣格所说的无意识，一大半要将人类意识所显现（或碰到）的这些光怪陆离之景象全包括进来。荣格对释、道、印诸教甚感兴趣，但我们也不宜忘记：他对炼丹术、念力、心电感应、人体特异功能、降神术、飞碟、神话、占卜等，也一样有兴趣。在荣格看来，东洋思想也罢，类似巫术或迷信的现象也罢，这些都是无意识范围内重要的成分，不宜出此入彼。但对深受东洋思想影响的人（至少对儒、释、道信徒）而言，无意识是洁净空阔的世界，是有某种先验的精神规范的作用体，它不能与人类身心具有的一些奇特功能混淆，更不能和一些非道德的文化现象相提并论。但笔者相信对荣格来说：东洋思想固然有冥契主义的面相，但它的意义与诡异论（occultism）是相容的，而且连成一体，无法分开。荣格之相信东洋思想，就像葛洪等道教徒之相信老子一样，相通处固然有，但非常奇异可怪之论也不少。

荣格与东洋思想间的异同如何，兹事体大，很难三言两语道尽。但有一点可以肯定的是，荣格对东洋思想一项基本的前提：天人绝对同一（或说"天道性命相贯通""大小周天相合"等）的说法是不赞成的，荣格不相信有绝对的善，就像他不相信有绝对的恶一样。当他质疑基督教的上帝是否真如牧师或神学家所说的至善至美时，他同时也反过头来质疑东洋思想将个体溶进无限的路途是否正确。如果东洋的圣人之徒指责荣格仍只是望道而未之见，从来只有空言戏论而没有明本证体；荣格反过来会质疑道：世间或许根本没有这样的"体"，即使有了这样的本或体，这也不是人间应有的事物。荣格在"证体""证大本"这点上面，和东洋思想有道极深的鸿沟，非常不好调解。

荣格的东洋思想研究牵涉很广，他吸收的佛、道、印诸教成分很多，但抨击之处也不少。但不管褒贬如何，荣格对东洋思想总有某种程度的客观了解，相形之下，他曾带点"其辞若有憾焉，其实乃深喜之"的口气说道：当代学界除了心理分析外，能够和东洋思想对话的不多了。而在本世纪的学术巨人中，能够深入东洋内部，撷精采华，挹扬芬芳的更可说是凤毛麟角。荣格慨叹当代西方不了解东洋的智慧，入宝山而空手回，实在可惜。但反过来讲，像荣格这样重量级的学术巨人，他有专文论述东洋思想，他个人其他方面的理论架构与遥远的东方也有汇通之处，但国人知道其东洋学说者甚少，这未尝不是一件可惜之事。国内对荣格东洋思想研究的业绩一向漠视，不要说研究荣格这方面的专著或专文几近空白，就连荣格的相关著作也未曾译成中文。和日本的成就相比之下，国内的情况真可说是惨不忍睹，其落后真是不可以道里计，是需要校正过来的时候了。

本书所收译文共 12 篇，除了 1929 年荣格为魏礼贤译的《金华秘笈》德文版写的说明文《金花的秘密》，因文长不录外，荣格有关东洋思想的重要文章大体都已搜罗进去。

荣格这些文章写成的时间依序排列如下：

一、《〈西藏度亡经〉的心理学》1935

二、《瑜珈与西洋》1936

三、《如梦似幻的印度世界》1938

四、《印度能教导我们什么》1938

五、《铃木大拙〈禅佛教入门〉导言》1939

六、《试论〈涅槃道大手印瑜珈法要〉》1939

七、《东洋冥想的心理学》1943

八、《印度的圣者》1944

九、《易与中国精神》1950

十、《论同时性》1952

十一、《阿贝格〈东亚的心灵〉序言》1953

十二、《佛陀法语》1956

由列表我们可以看出荣格写这些文章的时间集中在1935 年至 1956 年，也就是荣格约在 60 岁至 80 岁间的智慧成熟岁月。但由前文我们已知：荣格与东洋思想的关系，绝不只限定于这段人生黄昏的时光，而是贯穿他学术生涯的一条主线索。

荣格这些文章先后收录到荣格《文集》里面，第11册《心理学与宗教》所收尤多。普林斯顿大学出版社曾将这些相关文字汇编起来，题为《心理学与东方》，读者检阅起来较为方便。汤浅泰雄与黑木干夫也将其中部分文章汇编一起，译为日文，并加注解、分段，书名为《东洋的冥想心理学》。本书译文以《文集》文章为底本，兼参考上述两本选集。荣格思想怪异，行文天马行空，其布局喜欢让无意识的独白与意识的论证交相呈现，而蛮荒异域的案例与中世纪神圣的拉丁语汇也不时会侵入其正规的论述。严格说来，他的著作虽牵涉面广，切入层次深，但大多不严谨，为方便阅读起见，笔者尝试加上一些注解，希望有助掌握文脉。本书文章内的小标题多采自日译本的标目，注解亦多参考日译本，此外，为增进阅读效果起见，本书仿《当代》《历史月刊》及一些日文书的体制，在文章相关处加上图片说明，以上这几点安排都是英译本没有的。本书译成已阅数载，今所以能在整理后，勉强付梓，当感谢江灿腾兄的督促与叶金惠小姐帮忙校稿。

译者　谨识

第一章

《西藏度亡经》的心理学

一、经文内容概观

首先，我们要对本文稍加说明。《西藏度亡经》（《中阴得度》 *Bardo Thödol*）[①] 是为死者或濒临死亡的人而写的书。它与《埃及度亡经》[②] 相似，都是用以指引死者处在中阴身（Bardo）[③] 的状态时——亦即在介于死亡与再生的49天期间——如何自处的典籍。文章由三部分组成，"临终中阴"（Chikhail Bardo）是第一部分，本部分描述死亡瞬间，灵魂所经验之事物。其次是"实相中阴"（Chönyid Bardo），指的是死亡期间一种梦幻的状态，这种状态是

① （译注）《西藏度亡经》藏文原名为 *Bardo Thödol*，传说在8世纪时，由影响西藏佛教至深的莲花生上师编纂而成。1927年，伊凡斯-温兹（Evans-Wentz）整理编辑的英译本正式出版。1935年，德文本跟着出现，荣格的解说即附在此版本内。国内有徐进夫的中文译本《西藏度亡经》，内容完整翔实。

② （译注）《埃及度亡经》（*Egyptian Book of the Dead*），古代埃及从第18王朝到罗马时代置于死者墓中的一种典籍，形式多为草纸卷。文体多法术文句，以祈求死者可以获得死后幸福的生活，内容包含诗歌、咒语、神话等。

③ （译注）译自梵文Antarabhava，亦称"中有"，意指人死后到转生前的有情状态，据说前后49天。此概念乃用来说明因果报应的教义，但其事有无，佛教各宗说法并不相同。

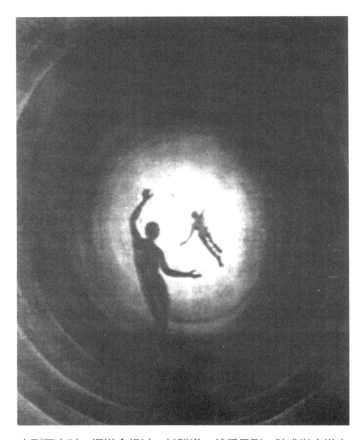

人刚死亡时，据说会经过一长隧道，然后见到一种难以言说之美与明光。这张图片乃画家为某杂志封面画的临终图像（1973年7月）。

因业力而生起的一种幻觉。第三部分说的是"投生中阴"（Sidpa Bardo），描述想要再度转世的本能冲动，以及诞生前的诸多事务。此处特别值得注意的是：当乍入死亡之途时，常伴随着高之景象及光明，而且可获得最彻底的解放。其后，"幻觉"开始，最后遂不免再入肉体重生。此时，光辉次第减弱，而各种各样的幻影却日渐恐怖。由灵魂这种下降状态，可以看出当它逐渐接近肉体的再度重生时，也就是意识日渐脱离自由自得的真理之际。这本经典的作用，乃是教诲死者行经种种虚妄混乱的阶段时，能特别注意随时都还残留有获得自由的可能性，而且也向他说明诸种幻影的性质。这本《中阴得度》的经典通常置放在遗体旁边，并由喇嘛僧伽朗诵其经文。

我想将此书加上心理学的注解，使这本观念雄伟、问题不凡的著作，对西洋的读者而言，多少可以容易接近些。我认为如要纪念翻译《中阴得度》的两位译者，已故的喇嘛卡契·达瓦·桑杜格西①及伊凡斯·温兹，并表达我们衷心的谢忱，再也没有比上述的加上心理学的注脚更适合的了。我相信学者只要睁开明眼，阅读此书，并且不心怀成见的话，他一定可以大有所获。

———————————

① （译注）卡契·达瓦·桑杜格西（Kazi Dawa-Samdup，1868—1922）出生于定居锡金的西藏地主家庭，精通英、藏文，曾将多种藏文经典译成英文，《西藏度亡经》的英译本主要即成于其手。

二、诸神的意象之实在性——心理学与形而上学

《中阴得度》一书，编者伊凡斯·温兹博士将之改题为《西藏的死亡之书》(《西藏度亡经》)，其名允为恰当。此书1927年出版后，在英语圈的国家里引起了一阵骚动。它不仅吸引了研究大乘佛教的专家之注意，而且对想要增广生命智慧的外行人而言，此书的教导切合人性，对灵魂之奥妙更有深刻之省察，所以也大受欢迎。自从《中阴得度》出书以来，它一直是我常年不变的伴侣。我不但从此书中获得了相当多的刺激与知识，而且连许多的根本性的洞见也承自此书。《中阴得度》一书不像《埃及度亡经》一般，后者的内容不是过度聒噪，就是说得太少。《中阴得度》就不同了，它提供了一种人人可以理解的哲学，它向人说话，而不是向神祇、或向初民立论。这种哲学包含了批判性的佛教心理学之精华，我们可以说：此书之雄伟岸然，是无从比拟的。根据此书的说法，不但"愤怒之神"，连"和平之神"都是人轮回时，其灵魂投射出来的产物而已。对现代有理智、教养丰富的欧洲人来说，"诸神的影像只不过是心之意象之投影"的主张，可以说是完全合理的。因为这样的主张与他们将事情庸俗化、知识简单化的倾向，是相互一致的。然而尽管欧洲人可以将诸神的影像视为单纯的投影，但如有人说这样的影像同时也是种实在

时，他们就再也不能接受了。但在《中阴得度》看来，"实在"这种事却是可能的。《中阴得度》的某些根源性的形而上学前提，确实使得欧洲人——不管他有没有教养——处于窘境，难以还手。它有些观点虽然未曾明说，但绝不改变。比如：它认为所有形而上学的主张必然具有二律背反的性格（这点受到龙树^①中观论的影响）；而且也认为不同阶段的意识，具有不同的性质，而受此意识制约的形而上实在，也就跟着不同（这点受到世亲^②唯识学的影响）。此本非同凡响的典籍之背景，并不是西洋式碍手碍脚的"非此即彼"（either-or），而是宏伟壮观的"既是且是，同时成立"（both-and）。这点与西洋哲学家的脾胃不合，因为西洋人总嗜好明晰洁净，毫不含糊。所以如有一方的哲学家采取肯定的立场，说道："上帝存在"；另一方免不了也会有带着同样热情的哲学家，站在否定性的立场，说道："上帝不存在"。这些敌对的弟兄如看到下面的主张，会有什么样的反应呢？

———————————————

　　① 　（译注）龙树（**Nagarjuna**），3世纪南印度人，先为婆罗门教学者，后归依佛教，为中观学派创始人，著有《中论》《十二门论》《大智度论》等。龙树对中国大乘佛教影响甚大。

　　② 　（译注）世亲（**Vasubandhu**），亦译为"天亲"，公元4、5世纪，北印度富娄沙富罗国人，大乘佛教瑜珈行派创始人，另一佛教著名学者无著之弟。著作很多，主要有《辩中边论》《十地经论》等。

知汝自身知性空虚，即为佛性。此佛性即为汝自身之意识，汝当常住此佛陀之神圣心灵状态中。

我想：这样的主张，恐怕我们西洋的哲学或神学都不会表示欢迎。《中阴得度》的内容属于最高阶段的经验心理学，我们西洋的哲学与神学如何呢？迄今为止，它们恐怕仍处在中世纪的、前心理学的形而上学阶段。它们仅能用以聆听、说明、辩护、批判、讨论，但如谈及可用以证成它们的权威这件事，就一般所能接受的而言，并不在审理的范围之内，所以也就被排除在讨论的对象之外。

但是，形而上学的主张本来就应当是心灵的叙述句，因此，也可以说就是心理学的命题。可是，西洋精神因从启蒙主义时代以来，即生起一种怨恨中世纪精神的情感，取而代之的，乃是固执坚持"合理的"说明，所以对上述那么明白易知的真理，也许看得太明白了，反而视同了无意义。不但如此，上述的说法还因带有形而上的"真理"，无从体会，所以受到排斥。每当西洋人一听到"心理学的"一语时，好像这个字的意义"仅仅是心理的而已"。对他而言，所谓"灵魂"（soul），仅是纤细卑微、个人主观、了无价值。因此，他们宁愿选择使用"精神"（mind）^①一语以代替之。有些论述其实也是相当主观的，但他们往往会假借"精神"——通常很自然地就会用"普遍精神"或"绝对精神"以说明之。这当然是相当滑稽的，也许这是对于卑微可怜的灵魂的一种补偿作用。阿那多鲁·弗兰斯^②在《企鹅岛》一书中，写到卡萨琳·阿利绮珊多丽向上帝祈求："请赋予他真实的灵魂，当然，只能一丝丝……"她所说的，仿佛是全体西方世界都可通行无碍的真理。

灵魂由于与生俱来，带有神圣的创造力，因此，可以陈述形而上的主张。它置定了各种形而上实体，一一分明。它不仅是一切形而上的存在之条件，事实上它就是存在本身。

三、灵魂内部的神性

《中阴得度》的起点即是起自此一伟大的心理学的真理。这本书并不是为埋葬的礼仪而作，而是用以引导死者。

---

① （译注）英译的mind，德文原作geist，中文里很难找出文意极为吻合者，我们依上下文脉络，译作"心"或"精神"。

② （译注）阿那多鲁·弗兰斯（Anatole France，1844—1924），法国小说家兼批评家，著有《企鹅岛》《企求诸神》等书，1921年诺贝尔奖得主。

从死亡以至重生这段期间，共 49 天，中阴身会经历形形色色、变幻不定的状况，此书的目的即是用以引导死者此一时段的灵魂。灵魂超越时间，永恒不灭，从东洋的传统考虑，这是一种不辩自明的事实。但这件事我们目前暂时存而不论，我们只要想到我们是《中阴得度》一书的读者，即不难设身处地，感受到死者的状态。同时，对于上文所描述的此书之最初章节，也不难引起我们的注意。谈到此处，我们不妨阅读下面委婉叮咛，毫无剑拔弩张气味的一段引文：

> 哦！尊贵的某某，谛听！谛听！你正在体验清净实相的光辉。你应加以体认。尊贵的某某，你现前的智性，其性本空，无色无相，本来空寂，此即是真空实相，普贤法界①体性。
>
> 你自己的这个智性，就是净识本身，就是普贤王佛。而所谓本空，并非空无之空，而是无有障碍，光明焕发，随缘赴感，喜乐充满的智性本身。

这里体现的，乃是彻底证悟之佛陀法身的状态。如果借用我们的语言表达，可以说：所有形而上学论述得以产生的根基，乃是不可目识、不可捉摸的灵魂所展现的意识。

① （译注）法界普贤为法身的化现，佛性的第一境界。

而"空"乃是超越一切说明及一切陈述之状态。话虽然如此,但灵魂之中却潜藏万象,一体弥满。

经文接着谈道:

> 你自己这个纯净意识光明晃耀、其性本空、与光明大身不可分离。它既没有生,也没有死,此即是无量光——阿弥陀佛。

灵魂之为物固微不足道,但它却具备神性,灿烂而有光辉。现代西洋人对于上述说法,虽然还不至于妄肆讥弹,但他们如果不是认为这终究还是很危险,就是反过来,一股脑儿地接受,因此,最后变得像神智学①般地自我膨胀。西洋人不管怎么做,在处理这些事情上面,老是弄错。然而,我们如果能好好抑制自己,不要犯了根本的错误,亦即不要只想搬弄事物、求取实利,那么,我们大半可以从这些教诲中,吸取重要的明训,至少《中阴得度》的伟大非凡,即值得我们衷心礼赞。《中阴得度》给死者提供了至高不二的终极真理:它主张一切诸神都是我们灵魂的假象,都是我们灵魂的反光。这样说,当然不表示太阳从此就沉没不见,不管就东洋人或就基督徒的立场来看,太阳

---

① (译注)神智学(Theosophy),一种宗教体系,它强调借着沉思冥想,个人可以直接和神佛交通。

都还不至于落此下场。可是，在基督徒眼中，以上的说法却不啻于剥夺掉他们的上帝。在东洋人眼中，灵魂即是神性之光，神性即是灵魂的本质。就支持这种矛盾性的观点方面考量，东洋人比清贫潦倒的圣者安格鲁斯·西里修斯（Angelus Silesius）[①] 还要来得坚强有力。而西里修斯已遥遥领先他的时代，他的思想对我们今日的心理学依然有莫大的参考价值。

《中阴得度》使死者明了灵魂之重要价值，这是相当有意义的。在我们日常的生活中，总是没办法了解此事。因为我们老是和事事物物推排冲撞，整日忙乱不堪，因此，毫无机会从身历其境的"给与的事实"当中，反省到这些事实到底是如何产生的。死亡可以使死者从这些"给与的事实"之世界获得解放，变为自由；而本书教育的功能，也正是想帮助死者获得解放。假如我们能设身处地，站在死者的立场考虑的话，必然也会获益匪浅，因为打从开宗明义的章节处，我们即可了解：所有"给与的"事事物物之"给与者"，其实就隐藏在我们的内部里面。这项真理尽管千真万确，既合于伟大事物，也不乖违极小事物，但从来就没人知晓。不管怎么说，理解此一真理仍然是必要的，甚至是不可或缺的。不过，能理解这种知识的人，通

---

① （译注）安格鲁斯·西里修斯（Angelus Silesius，1624—1677），德意志宗教诗人，圣方济各会修道士。

常只是想理解生存到底有何目的的思想者；要不然就是天生气质即带有诺斯替教^①气息，相信有一救世主，他具有"生命的学问"——如曼达（Mandäean）^②教徒的救世主般——的信徒。不管从哪一点出发，这个世界都可看成是种被"给与（设定）的事实"，我们当中多数人可能都不能接受此种观点。除非借着牺牲，彻底转向，我们才能看出灵魂就本质而言，即是将世界视为"给与的"。在此场合，与其说我们如何观察到我们如何使事物生起，还不如说我们看到事物如何发生到我们头上，这样的说法也许更为直截了当，更是高潮迭起，令人难忘，因此，也就是更具说服力。当然，由于人的动物本性使然，人很难将自己视为周遭环境的创造者。所以要转变这种立场，常要凭借秘密的通过礼仪^③之帮助。在此礼仪中，其高潮常是一种

---

①　（译注）诺斯替教（Gnosticism），罗马帝国时期，流行于希腊罗马世纪的一个秘密宗教，此教主张禁欲清修，识得诺斯（Gnosis，意即真知），学者才可获得解救。基督教兴起后，此派被视为异端，备受打击。

②　（译注）又称作"约翰派基督教"，此派只承认施洗者约翰为真先知，1、2世纪时流行于约旦河东岸的一个教派，教义混合基督教、摩尼教、古巴比伦宗教等而成。此派认为人类的救赎者是位类似耶稣的"曼达"（Manda da Hay yê），即人格化的"生命之学问"。

③　（译注）通过礼仪（Initiation），亦称"成年式"，许多民族的青少年在青春期时必须接受的宗教仪式，通常包含斋戒或某种特别的训练。

隐喻性的死亡，用以象征人的转变之全体特征。事实上，《中阴得度》的说法，也是要死者回想起此种通过礼仪之经验，以及他的导师（谷儒）①之教导。归根究底，《中阴得度》的说法也正是使死者走入中阴身的一种通过礼仪，正如生者的礼仪为的是使学者达到超越境所预作的准备一样。此处所说，兴起自古代埃及的密仪——耶列乌奚斯的密仪（Eleusinian Mystery）②，后来更遍布到古代文明所有的宗教性秘密礼仪，毫无两样。当然，生者的通过礼仪所牵涉到的"超越"，并非超越死亡的世界，而是心灵意向的一种回转，所以称之为心理的彼岸或许较为恰当。如果用基督宗教的语言来说，可以说是从罪恶及俗世之纠葛中获得"救赎"。"救赎"是从早期的昏暗无明、无知无识中脱离出来，加以扬弃，并达到一种朗悟自由、无拘无束的境界。此时，是对一切"给与的事事物物"之克服得胜，且臻于超越的状态。

---

① （译注）谷儒（Guru），印度文化里的宗教导师。

② （译注）耶列乌奚斯的密仪（Eleusinian Mystery），西元前7世纪出现于希腊的宗教之秘密仪式，其仪式与农业祭典有关，祭典期间举行演剧、宴会等活动，然皆秘密举行。参与者亦需经过严密考察。基督教兴起后，此派被视为异端，受到取缔。

四、无意识的分析乃是心灵的通过礼仪——投生中阴

到目前为止，《中阴得度》所述的，乃是要恢复人有生以来即已失落的"灵魂之神性"的一种通过礼仪，温兹博士也赞同此说。东洋宗教文献有项特征，即它们的教义开展处，必然起于包含终极原理在内的中心教理；在西洋，通常却是将最高原理放在教理的最后结论处——比如在阿普列幽斯（Apuleius）①的故事中，鲁奚尔斯被视为太阳神崇拜，此段记载即置放在文末。因此，《中阴得度》所述及的通过礼仪之局面，乃是由大至小、逐渐衰减的反高潮系列组成，最后则归结于母胎之再生。在西方，目前依然活着，还被采用的"通过礼仪的方法"，只剩下精神科医学所用的"无意识之分析"。这门科学的作业方式是往意识的背景或根底深入，以达成治疗的目的，这多少有苏格拉底意味的合理之产婆术之意。苏氏的产婆术也是要使意识层下尚处在萌芽未生的心理内容，变为清楚可识。精神科医学的治疗法追本溯源，如众所知，乃是起源于弗洛伊德的精神分析学，用以处理性妄想症的问

---

① （译注）阿普列幽斯（Apuleius），活跃于2世纪左右，一位出生非洲的哲学家。

题。但弗洛伊德施用的领域，如依《中阴得度》一书所说，乃是中阴身最后的阶段，也是最低的本能领域，这样的中阴身名之为"投生中阴"。此时的死者无法接受最高的"临终中阴"与中间的"实相中阴"的指引，他受困于性之幻象，被男女交合的影像深深吸引住，因此，到头来遂不免吸入子宫，再度转生尘世。此后，正如大家可以预料得到的，爱笛帕斯情结开始发挥作用。如果因为受制于业力，死者再生为男，他对于赋给他生之希望的母亲会热爱狂慕，对于支配母亲的父亲则深感不快，极为厌恶。反过来说，未来如成为女性，她对于赋予她生之希望的父亲会觉得魅力无穷，对母亲则忌妒万分。欧洲人借着分析无意识的内容，使它由潜而显，此种方向极其致，即是他们依次经历过的弗洛伊德之领域。这样的分析过程与东洋的恰好相反。欧洲人的探究旅程乃是穿透幼儿期性之幻象世界，终止于子宫。他们认为就精神分析学而言，心灵创伤的基本原因乃是诞生时的经验，他们甚至还主张：有必要探讨到子宫内的胎儿记忆。可惜的是，西洋的知性仅能到此为止。我所以说"可惜"，乃因弗洛伊德的精神分析学原本可以从所谓的胎儿记忆往后追溯，探求源头。如果它能如人所期望的，采取这种大胆的策略的话，弗洛伊德的分析心理学应该可以超越"投生中阴"（本能）的领域，从此领域出发，再深入到"实相中阴"（心灵）的领域之究竟性主题。但话虽然这么说，我们如仅站在现代生物学思考方式的前提上考量，上述的冒险尝试是不可能会成功的。因此，我们需要一种与现代自然科学前提完全不同的思考方式。如果我们探求灵魂之旅时，想要首尾一致，直追本源，那么，势必要置定一种诞生

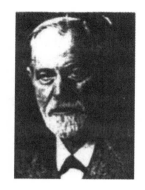

荣格认为弗洛伊德因害怕形而上学，所以一直不敢踏进形而上学领域。

前的过去生命之源泉，一种真正的中阴身——假如追寻体验主体的蛛丝马迹还有可能的话——然而，精神分析学对子宫内体验的痕迹除了推测外，再也无能为力；对"诞生时的心灵创伤"除了视为自明之理外，同样也不能有任何的说明。它提出的假设：生命是种病症，依诊断推论，其情堪虑，因为生之为物，最终不免一死——精神分析学的视野并没有超过此项假说。

弗洛伊德的精神分析学在所有基本的论点上，并没有超越"投生中阴"领域的经验。亦即除了引起不安及其他心情亢奋的性之幻象，以及类似的"矛盾难容"之诸倾向外，他再也无能涉及其他。然而，在西洋，弗洛伊德却是首位从"下层"探讨，亦即从动物本能的领域探讨，触及

到密宗的喇嘛教所说的"投生中阴"之灵魂领域。弗洛伊德由于畏惧形而上学，因此，一直不敢深入到"密术"的领域。此外，假如我们接受"投生中阴"的理论的话，可以发现投生中阴的特色，乃是它随着飙烈的业力之风，席卷死者，并将他带至"子宫之门"。换言之，投生中阴决不能后退，它立在"实相中阴"的底层上，集中心力，向下方的动物本能与肉体的诞生迈进。因此，人如要穿透无意识的领域，但仅从生物学的前提出发，他势必会在本能的领域前卡住，再也不能跨越一步，因为无论他如何努力，总会被拉回到肉体的生之次元。弗洛伊德理论对于无意识之所以仅能大体否定，即因此故。无意识仅仅是"不过如此如此"而已，我们当承认：这种类型的心灵观乃是典型的西洋模式，如说两者间有什么不同，仅能说它表现得更露骨坦白，更毫不躲闪，但骨子里，其实并无差别。这种脉络里的"心"到底有何意义呢？我们真希望它足以说服我们，可惜并非如此，诚如谢勒 ① 惋惜地指出：这样的"心"能否有一丝一毫的力量，实在很可疑。

西洋的理性精神借着精神分析学的帮助，可以深入到神经症的"投生中阴"状态，但由于我们接受未经批判

① （编者按）谢勒（Max Scheier，1874—1928），德国哲学家及社会学家，专研价值领域问题。

过的一种前提，认为凡是与心理有关的都是主观的、个人的，因此，不可避免地会陷入进退不得的窘境。以上所说的，我们应可视为事实来陈述，但纵然如此，这步进展收获已经很可观了，它使我们能进一步深入意识生活的背后。这种知识对我们也不无启示，因为它使我们了解如何阅读《中阴得度》——如何读？从尾往头读。因西洋科学之助，我们在某种限度内，可以理解"投生中阴"的心理学之特性。下面我们想做的课题，乃是处理其前的"实相中阴"所述为何。

五、集体无意识的领域——实相中阴

实相中阴的状态是由业力引发生起的幻觉，亦即从前世过去心之残滓生起的幻觉状态。依据东洋人的看法，业力可以说是一种心灵的遗传说，这种可以再生的假说，根本上来看，乃是建立在灵魂的超时间性（亦即灵魂不灭）上面。我们西洋近代的学理或者是我们的理性，和这种思考方式是无法搭上调的。我们总会黏上太多的"假如……"或"但是……"，更重要地，人死后灵魂继续存在到底有没有可能，我们几乎一无所知，因为一无所知，所以我们甚至无法想象：是否有人可以提出此方面的证明。我们甚至还会从知识论的观点考虑，认为这类型的证明就像证明上帝一样，同样是不可能的。然而，我们如果慎重看待业力的观念，尽量从广义的角度上将它看成心灵的遗传性，还是可以接受的。心灵的遗传此种现象确实是存在的，比如说：疾病倾向、性格特征、特殊禀赋等心灵性质的遗传确实是有的（自然科学由于将这些现象视为物质性的，比如说：可以还原为细胞核的构造等，因此，自然就不会把这些复杂的现象视为心理的性质）。从生理学的观点看，躯体面可以显现某些遗传的特性，这些特性大体上是生理意义的。同样地，从心理学的观点看，生命的本质现象可以显现某些结果，这些结果大体上是心灵意义的。然而，这些心灵的遗传要素中，有某些特殊的种类既不带有家族的血统，也没有种族的因素，它可以说是灵魂的普遍性性向，可以和柏拉图所说的"形式"（forms，eidola）相比，因为心灵同样是要凭借它们，才可以将它的内容安排成某种形式的秩序。我们也可以将这些形式视为范畴，这些范畴与不管何时何地、都构成推理基本前提所不可少的逻辑范畴，是相似的。当然，不同的是：在"形式"的案例里，我们处理的不是推理的范畴，而是"想象"的。由于想象的产物从本质而言，总是视觉性的，因此，它们的形式只要一呈现，即免不了带有意象的性格，而且这种意象还是种"典型的意象"，这也就是我为什么会采用圣奥古斯丁的用法，将它们称为“原型”^①的缘故。比较宗教学与比较神话学是积累原型极为丰富的宝库，梦与精神病的心理学也是如此。由于这些意象以及用以表现这些意象的观念惊人地相似，因此，时时有人提出大胆的传播说。然而，与其如此说，我们毋宁认为不管任何时代、任何地方，人类心灵都显出引人注目的类似点。原型的幻象形式事实上在何时何地，都可自动生起，重新塑造，而毫无任何直接传播的痕迹，人类心灵根源的构成因素所显现出的齐一性，不下于形色相貌的身体构造之齐一性。所谓的原型，可以说即是前理性的心灵之器官。它是永恒的遗传形式或理念，在开始之际，它们并没有具体的内容。具体的内容只有在每一个体的经验被带进这些形式时，才会在每一个体的生活史上出现。假如原型不是以相同的形式先前存在的话，我们如何解释《中阴得度》一书最基本的前提？此即带有

————————————

① （译注）原型（Archetypes），“原型”是荣格心理学极为重要，也是颇有争议的概念，此概念与“集体无意识”的想法分不开。弗洛伊德主张人的意识层底下另有一层无意识，荣格同意这个观点，但认为这还不够，因为弗洛伊德看不出在个人的无意识底下，还有一层集体的无意识。在这层集体的无意识中，我们可以发现心灵具有某些特别的形式，这些特别的形式普见于所有的人类，在神话、梦及精神病患的心理结构中，我们特别容易见到这些形式。在荣格原先的设计中，“原型”是集体无意识作用的“形式”或模型，它与原型的“内容”不同，但实际上很难分开。

中阴身的人已成为死者，但他自己并不自觉，这种主张在欧洲或美洲一些陈腐不堪的心灵学文献中，竟也屡见不鲜。而且在史威登堡①的著作中，我们也看到了类似的主张。只是他著作里的内容，除了常被许多小镇里的灵媒采用外，一般人并不了解。如说史威登堡与《中阴得度》有任何关系的话，这真是不可思议的。死者死后，仍然保持以往尘世的生活态度，不知他的肉体业已消失，成了亡灵，这是种根源性的、遍布极广的观念——任何人只要一见到幽灵，这种原型观念马上直接摊显，了然分明。幽灵之为物，在世界任一地区，都具有一定的共同特征，这是项值得注意的事实。我当然知道降神术②的假说是无从证实的，我也不想使这假说变为我的。我所信守的假说，仅是指出有种普遍性、但也是分殊多样的遗传性的心之结构，它赋予任何的经验一定的方向与形式，甚至我们可说这是种强制性的。就像身体的诸器官不是忙乱无序、被动给予的集合，而是一种动态机能的复合体，它显现了一定的必然性。同样的，原型也是一种心灵的器官，它强烈宰制了心灵的

① （译注）史威登堡（Emmanuel Swedenborg, 1688—1772），瑞典科学家及著名通灵论者，晚年移居英国，对新教虔诚派颇有影响，著有《天上奥秘》等书。死后，其信徒建立新教派，尊奉他的学说。康德曾著专书，批判他的理论。

② （译注）降神术（Spiritualism），一种宗教信仰，认为透过灵媒，亡灵可以和人沟通。

生命活动，它是种动能的、本能的复合体。我之所以称呼原型为无意识的"支配特征"，即因此故。无意识的心灵层即由这些普遍的、动能的形式组合而成，我称之为"集体无意识"。

就我所知，个体出生前（亦即前子宫）的记忆是无法遗传的，我们能确认的遗传，乃是原型的基本构造。可是此基本构造因为不含个人的经验，所以它们仅是无内容的构造形式，它们只有等到个人经验将它们显现后，才可以升起而被认识到。如上所示，"投生中阴"的心理学之本质，乃是求生的意愿，希求转生（"投生中阴"意即"希求再生的中阴身"）。由于在此状态中，死者不能抗拒回返意识世界、求得再生的力量，因此，他也就无法体验到超越他个人主观意识的一种心灵存在领域。纵然如此，据《中阴得度》所示，死者如果能抗拒诱惑，不尾随来自人间的"晕黄微光"，他在三种"中阴身"状态中，依然可以超越四方受围绕的宇宙山须弥山 ①，达到佛陀的永远的"法身"境界。用我们语言表达，这也就等于说：选择再生，乃意指个人顽强地抵抗理性的指引，而且放弃自我本性之至高无上权；实际上的意思，也就是对灵魂具有的一切客观力

---

① （译注）须弥山（**Mount Meru**），印度传说中的宇宙山，亦译为"须弥楼""苏迷卢""妙高"等。相传山高八万四千由旬，山顶上为帝释天，小腰四周为四天王天，并绕以七香海、七金山等。

量之完全降伏；亦即等于处在"投生中阴"时，死者受审判的一种比喻性之死亡。此处意味着意识的、合理的、道德的生命行为之终结，而自愿顺从《中阴得度》所说的"业力之幻影"。业力的幻影之所以会兴起，乃因人信仰本质上完全非理性的幻象世界，它完全不合我们的理性判断，完全是不能自已的想象力之产物。这是种梦幻泡影，任何善心人士都会提醒我们，不要中计。事实上，这种梦幻泡影与狂人的妄想有何不同，乍看之下，还真不容易分辨出来。通常，这种幻觉的世界只有在"底层的意识水平下"（abaissement dunireau mental）才会生起，此际的恐怖与黑暗在《中阴得度》一书最初数节里的描述可以看得出来。然而，中阴身的内容显现了某些原型，亦即业力的意象，它们初次呈现时，形貌狰狞恐怖，中阴身的状态和经过仔细设计、引导发生的精神异常之状态，颇为接近。

我们常听到，也常读到一些报导，认为瑜珈很危险，尤其是恶名昭著的坎达里尼瑜珈（Kundalini yoga）①。蓄意设计、引导发生的精神异常状态，对某些遗传上性情不稳定的人来说，很可能真的会导致精神病，所以这种危险性

---

① （译注）坎达里尼瑜珈（Kundalini Yoga），印度教湿婆（Siva）派强调的一种瑜珈，着重神秘体验。1918年英国的印度学者Avalon译其旨要为《圣蛇之力》（Serpent Power），在欧洲流传颇广。荣格在1932年曾撰文讨论此派瑜珈。

确实需要仔细衡量。也正因为这些事物确实有些危险，所以我们不当以我们典型的西洋方式，随意搅和在一起。此处提到的事物，它所搅和的是命运，它触及到人类存在的根柢，它所引发的烦恼苦痛之浪潮，任何神智清醒的人是梦想不到的。这种种的烦恼苦痛与身处实相中阴状态之地狱苦刑，可说是旗鼓相当。经文里描述的苦刑状态如下：

> 如此，阎罗王就（命凶狠的狱卒）用绳子套住你的脖子，将你拖开，砍下你的脑袋，掏出你的心脏，拉出你的胃肠。舔你的脑髓，饮你的血液，吃你的肌肉，啃你的骨头，而你却求死不得。你的身体就是被剁掉了，不久还会活转过来，但如此反复砍杀，将会造成剧烈的疼痛和磨难[①]。

这些苦刑将危险的真正性质描述得极为贴切入里。它显示了中阴身——亦即构成死后尚可目视的灵魂自我之"微细身"（Subtle body）[②]——全体瓦解。这种瓦解如从心

[①] （编者按）事实上此段话出自"投生中阴"的章节（英译本，页166）。但"实相中阴"的"愤怒之神"部（英译本，页131以下）确实也可看到类似的受苦受难形象。

[②] （译注）梵文Sukshma-Sharira的译语。印度瑜珈认为人身由三种成分组成：第一是粗大身，此为生理的肉体；第二是微细身；第三是最高级的原因身（Causal body）。

理学的观点观察的话，可说是种心灵的分解。在比较恶劣的情况下，即是精神分裂症（心灵分裂的状态）。分裂症是所有精神病中最常见的现象，它的本质是种显著的"基层之意识水准下"，它解除了意识力量常态的抑制作用，让无意识的"支配要素"之活动，可以毫无限制地彻底展现出来。

由此可见，从"投生中阴"状态转移到"实相中阴"状态，意味着要颠倒意识心灵的志向与意图，这是相当危险的。它要牺牲自我的稳定性，而任由自身处在幻想的意象凌乱出现、一切极为飘摇不定的情况下。弗洛伊德曾说：所谓自我，乃是"不安的真正坐席"。他的呼吁确实反映了非常真实、也非常深刻的直觉。害怕牺牲自我的不安感渗透到人身内部，直至底层。我们无意识的力量之所以会显现出竭力压抑的状态，毫不松懈，可以说即导源于此一不安。人要成为真正的自己（亦即所谓的个体化）①，一定得通过此危险的状态。怎么说呢？因为人所感受到的这种畏惧不安，乃是构成完整的、本来的自己中的部分要素——

---

① （译注）个体化（Individuation），荣格心理学的专门术语。荣格认为成熟的人格是建立在意识与无意识，或个体性的自我情结与本我之原型观念间的关系之平衡之上，这种平衡是动态的，它需要将对立的两极整合起来。经过这样的历程后，个人才可以同时兼具人的个性以及与广大人类经验的联系。

自我之为物，原本即是从此种畏惧不安、从此种属于人类以下、或超乎人类之上的精神"支配要素"之世界里，获得某种程度的解放。但这种解放是不完整的，其自由多少带有些幻象。虽然我们可以肯定地说：这样的自由绝对是不可缺少的，这是种英雄似的业迹。但是，它不可能是最终极的。为什么呢？因为它毕竟只是"主体"创造出来的，为充实此一主体，它仍需有一"客体"与之睹面相照不可。乍看之下，被投射出来、膨胀扩大的"世界"似乎可充实此一主体，因此，可被视为"客体"。我们可在此一世界寻寻觅觅，找我们的难题；寻寻觅觅，找我们的敌人；寻寻觅觅，找我们所亲所爱、所贵所重的事事物物。所有的善与恶都可发现落在主体的彼方，亦即落在可亲眼目睹的客体之中，我们可克服之，惩罚之，断绝之，或是享受之，这种发现真是大快人意。可是我们不能永远处在这种无识无知的乐园状态。我们终究会了解：世界及对世界的体验，本质上是种象征，这种象征反映了深藏在主体自身内部的某些东西，亦即反映了主体自身内部的某些超主体实在之性质。总有人有这种体认，而且这种人始终不断。根据喇嘛教的教义，中阴身的真正意义也是从这种深刻的直觉导出的，这也就是为何《中阴得度》此书又被称为《体证实相之中阴身》。

六、临终幻象——临终中阴

中阴身体验到的实相，依据《中阴得度》最后一节（英译本 143 页以下）所示，乃是思想之实相。"思想形式"（thought-forms）变为实相；幻影取得了真实的形状；业力、亦即无意识的"支配要素"引致的梦魇开始显现。假如我们阅读经文时，从后往前读，可以发现首先出现的是摧毁一切的死神，所有的恐怖都浓缩在此。尾随他后面的是 28 位凶猛的大力女神，以及 58 位饮血女神。尽管这些鬼神的形姿恐怖怪异，也尽管他们带有恶灵的景象、畏怖的性质，诸般参差，乱成一片。某种形态的秩序还是可以分辨的。我们可以发现这班男女诸神的位置是按四方安排的，他们的区别则按典型的神秘颜色来分。当这些神祇经安排形成曼荼罗或圆圈的形状，中间附有四色十字架的形式，事情就更明显了。如图所示，四色与智慧的四种面相相关：

一、白：如镜般的透明智慧（大圆镜智）的光明之道。

二、黄：平等智慧（平等性智）的光明之道。

三、赤：识别性智慧（妙观察智）的光明之道。

四、绿：成就一切的智慧（成所作智）的光明之道。

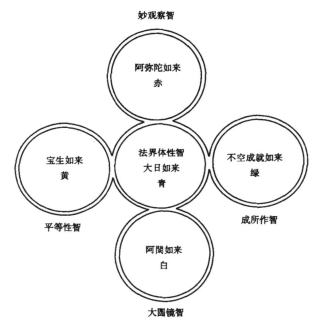

五智如来之曼荼罗图像

死者如能达到较高的洞见，他就会知道：真实性的思想形式完全由他己身发出，智慧的四条光明之道虽显现在他眼前，其实也是他心灵能力放射所致。由此，我们可以直接了解喇嘛教曼荼罗的心理学。在已故的魏礼贤翻译的《太乙金华宗旨》①一书中，我已讨论过了。

① 《太乙金华宗旨》为道教修炼要籍，德国汉学家魏礼贤将它译成德文，荣格又加上他自己的评释，两者一并公开发行，此书后来又有英文本、日文本等。此书在国外的声势似乎远超过国内。

逆着实相中阴的领域上升，我们到达了四种伟大的存在景象。第一是绿色的不空成就如来；其次是赤色的阿弥陀如来；第三是黄色的宝生如来；第四是白色的金刚萨埵 ①。最后则终之于佛陀究竟身的"法界"之明亮青光。此一青光是从居住在曼荼罗中央的大日如来（毗卢遮那佛）之心发射出来的。

在最终的景象中，业力及其幻觉消失了。意识从所有的形式及对象之束缚中获得解放。它返回到超越时间的原初性法身状态。如此逆读，最后可达到临死之际显现的"临终中阴"状态。

我相信这些事例虽然仅是蛛丝马迹，但已足够使细心的读者了解《中阴得度》心理学的概念了。此书描述的和基督教末世论之预期性质不同，它类似某种逆方向的通过仪式，为逐渐下降为身体的生成过程作准备。由于欧洲人是彻底的主智主义、唯理主义，整个人埋没于现世之内，因此，如能将《中阴得度》的顺序颠倒过来，并视之为东方式的通过仪式经验，对我们欧洲人来说或许更有说服力。当然，如有人想将"实相中阴"的诸神拿掉，代之于基督教的象征，这种选择也未尝不可，此事完全自由。无论如

---

① 西藏密宗使用的曼荼罗图形，第四白色部分通常作"阿閦如来"，此处却作金刚萨埵。荣格的《心理学与炼金术》书中，曾对曼荼罗的心理学意义作过详细的解析。

何，我以上描述的系列事件，和欧洲人的无意识进行"通过仪式的过程"时之现象极为接近。换言之，也就是与无意识处在被分析时的状态是平行的。但精神分析时涌现的无意识之变形过程和蓄意引发的宗教通过仪式，虽然显示了一种自然的平行关系，可是宗教的通过仪式原则上却与自然发生的过程颇有差异，因为前者预先了解自然发生的过程，所以它会特地以挑选过的、经由传统定位的象征取代自然发生的象征性意象。在罗耀拉的"灵操"①，或佛教与坦特罗（tantrism）密教的瑜珈冥想场合里，我们都可以看到这种现象。

七、灵魂关心幽明之界彼岸

为帮助读者易于了解起见，我建议将章节的顺序逆转来看，这当然与《中阴得度》的原意不合。我们使用本书的立场是从心理学的观点出发，虽然喇嘛教或许可以允许这样的做法，但这只能算是种次要的目的。这本奇特的典籍之原来意图，对20世纪有教养的欧洲人而言，不能不兴起诡异之感，因为它是为旅行于"中阴"领域的死者指

① （译注）罗耀拉（Ignatius Loyola，1491—1556），西班牙的宗教家，耶稣会的创办人。《灵操》（*Exercitia Spiritualia*）一书描述如何借着默想，呈现新旧约里的意象。

明其道途用的。现代的白人世界中，对离开肉体的灵魂多少还会眷顾的，除天主教会外再无第二家。在以现世为中心的基督新教阵营里面，我们也只发现带点灵媒交通性质的"救济会"（rescue circles），其结社的主要关怀是要使死者知道他们已经死了①。然而大体而言，在西洋，除了某些秘密出版物外，找不到可以和《中阴得度》比垺的书籍。就这些秘密出版物而言，一般大众或普通学者仍是无缘目睹领会的。据传统说法所示，《中阴得度》此书似乎也被归划在"秘本"的范围内，温兹博士在序论处已说得很清楚。《中阴得度》此书是为了远至死亡彼岸实施咒术的"灵魂之医疗"而作的。此种死者仪式如从理性的观点考虑的话，毋庸多言，它是对灵魂之超时间性（不灭）的一种信任；如从非理智的心情考量的话，则是生者心理有个要求，他对死者无论如何总要尽点心力。当面对亲朋好友死亡时，再怎么有"教养"的人士也难免有灵魂的要求，这是一种基本的需要。这也就是为何不管有无经过启蒙主义的洗礼，我们至今仍有形形色色的死亡仪式之原因所在。假如列宁像埃及的法老一般，尸体经过防腐处理后，置放在豪华的灵庙中，我们相信他的后继者这样做，绝不是信仰

---

① 关于降神术活动的诸种讯息，请参考 Lord Dowding 的诸本著作 *Many Mansions*（1943），*Lychgate*（1945），*God's Magic*（1946）。

什么肉体复活的理念。然而，除了天主教教会的镇魂弥撒外，我们西洋人对死者做的事是极粗浅的，位阶甚低。其原因并非我们不能充分吸纳灵魂不朽的观念，而是我们在内心里面即排除了灵魂的要求，而且理直气壮。我们我行我素，好像我们没有这种需要。也正因为我们不相信死后生命仍然存在，所以我们宁可不去管它。相形之下，情感素朴的人士因自身内部的需求——比如见于意大利的例子即是——会为自己建立起华丽绮美但又带点鬼气阴森的墓碑。天主教教会的镇魂弥撒自然位阶更高，无疑地，它不仅是要满足生者感伤的气氛，它也是为了死者灵魂的幸福而实施的。但可视为对死者致最大努力的，肯定是《中阴得度》。它的照顾巨细靡遗，可全面配合死者灵魂的变化形态，因此，任一严肃认真的读者都可以反身自问：是否这些年老多智的喇嘛业已捉住我们看不穿的第四向度之光景，且已揭开重大的生命秘密之纱幕？

即使真实最终还是归于幻灭，我们对于中阴身的生命之姿仍不得不感到它多少总有几分的现实性质。无论如何，在描绘死后的生命的状态方面，我们的宗教想象力能以华丽渲染的色调，画出逐层恶化变质的恐怖心境，这种壮阔非凡的笔触已是别开生面，出人意表[①]。最高的境界不在中

---

① 类似的观点请参见Aldous Huxley, *Time Must Have a Stop*（1945）。

阴身终了的阶段，反而是在开始的阶段，也就是在死的瞬间显现，其后的发展，乃是逐渐下降，趋向妄想与混浊，最后，终于泯没在新的肉体之再生中。当生命结束之际，居然也就是精神登至巅峰之时，人的生命乃是至善之工具。至善在人的生命中，生出业力，死者因而可安居在虚空之永恒之光，摆落诸缘。他也可因此从生成毁坏的幻象中获得解放，安息于生命轮回的轴心中间。中阴身并无永恒的赏罚，它只是逐渐降至一种新的生命，这将使个体更接近他的终极目标。然而，此终末论的目标乃是人在现世的存在中，不断努力，聚成力量，最终达成的至高无上之成果。由此看来，此种观点不仅巍然壮美，它事实上是相当英雄气的。

中阴身的性命带有恶性退化的性质，在西洋中，从与灵界沟通的心灵学之文献中，也可得到充分的证明。心灵学给人的印象往往是从灵界流露出来种种的颠倒错乱、陈腔滥调，好像这种观点是不健康的。然而，我们如从学问的见地着眼，此种灵界报告乃是灵媒或其圈子的参与者从无意识里流出的心理现象，此种解释甚至可扩充应用到《西藏度亡经》所描述的内容上去。本书全部内容都是从无意识的原型成分创造出来的，这是铁的事实。在这些原型后面，没有物质的实体，也没有形而上的实体，唯一实在的只是灵魂的经验。就此点而论，我们西洋的理性思考方式仍是中用的，因为主观也罢，客观也罢，事实摆在眼前，其中总是"有物"。《中阴得度》所述也不能逾越上述的观点，在曼荼罗所见的五种禅定佛①，其实本身也不出心灵与物质的范围。死者必须认清此点——假使他在生前，仍旧没有弄懂他的自我与所有精神与物质的赋予者是完全相同的话——鬼神诸灵的世界"仅不过是"我们内心里的集体无意识罢了。此句话逆过来说，也可说成"集体无意识乃是外于我的鬼神诸灵之世界"，这里不需要理智上的杂耍玩弄，需要的仅是身而为人之全幅生命下注——或许个体的生命还不足，必须具有多重生命，才可达成人性之完整（completeness）。注意：我这里并不是说："达到完美（perfection）"，因为"完美"与我们此处所述，两者迥然不同②。

　　《中阴得度》原本是秘教的典籍，即使到了今天，不

---

　　① （译注）先前所见的曼荼罗之上佛，此处以"禅定佛"总称之。"禅定"意指冥想至深时的一种身心状态，修行者修行时，心念当集中在曼荼罗这些诸佛上，直至无意识深层，并可体验到诸佛之境地为止。

　　② （译注）荣格强调人格的完整性，所谓完整，意指包含光明与阴影两个领域，上帝与魔鬼意象皆在内之状态。而完美则指将一切恶魔阴影完全排斥在外，认为人可以达到纯美、纯理的境地。荣格在这点上不但反对正统基督教的观点，事实上他也不赞成东方体验形而上学认为人可以和天（上帝、道）等同的基本命题。

管有多少注解出现，它的性质依然未变。何以故？因为此书只有对带有精神理解能力的人，才愿开放。而此种能力没有任何人是与生俱有的，他只有经由特殊的修炼与特殊的体验，才可获得。一本内容与目的都是如此"无用"的书本居然还可保存到现在，此事真是可喜可贺。但也只有对现代"文明世界"追求的各种效用、目的、功能等价值都加以渺视的"怪人"，这本书才有意义。

第二章

瑜珈与西洋 ①

———————————

① （编者按）此文原刊登于*Prabuddha Bharata*（Calcutta），
February 1936，Shri Ramakrishna Centenary Number，Sec.Ⅲ，译者为
Cary F.Baynes，本译文即建立在Baynes的译本之上。

一、西洋精神的现况

西洋人认识瑜珈还不到一个世纪，但传自印度这个梦幻国境的种种神怪故事、智者、金刚力士以及冥想家之传说，早在两千年前已流传到欧洲。然而，在法国人杜培隆（Anquetil du Perron）[1] 将奥义书翻译给西洋人之前，欧洲对印度哲学以及印度哲学的实践方式，可以说毫无真实的领会。而语及认识之深及认识之广，唯有等到牛津大学的马库斯·谬勒（Max Muller）[2] 出现后，才谈得上。《东方圣典》此套丛书即由谬勒主编而成。刚开始时，这类知识仅是梵文学者与哲学家的枕中秘笈，但过不了多久，深知东方传统的普拉斯姬（Blavatsky）[3] 夫人即广向大众宣传，并促发了一种神智论的运动。经历了数十年以后，西洋人了解瑜珈大体沿着两条互不相干的路线进行，一条是将它

① （译注）杜培隆（Anquetil du Perron，1731—1805），法国的东方学者，1786年选译《奥义书》出版，1801年译完全书。

② （译注）马库斯·谬勒（Max Muller，1823—1900），德籍梵文教授，研究生活却大半在牛津大学的比较文献学领域里度过。除了编译《东方圣典》这一套丛书外，他亦翻译了吠陀等其他经典。

③ （译注）普拉斯姬（Blavatsky，1831—1891），神秘思想早期的推动者。

当成严格的学院内之学科，另外一条则是将它视同某种类似宗教的东西。安尼·贝斯坦（Annie Besant）与鲁道夫·斯泰那（Rudolf Steiner）[①] 都曾力图组成教会，将它定型，但没有成功。斯泰那本来是普拉斯姬夫人的跟从者，后来却成为推动人智学（Anthroposophical）的创始人。

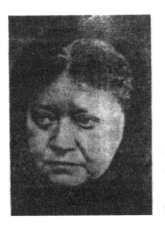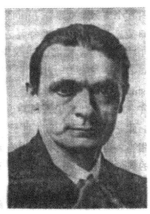

左为普拉斯姬夫人，右为斯泰那。此师徒二人影响近代欧洲神秘思潮甚大。

瑜珈在西洋发展的结果，和它在印度的情况，简直不可同日而语。在西洋，东方的教义常呈现一种很奇特的状况，而在印度早期，却从来不曾面临过这种"心灵"的观

---

①　（译注）鲁道夫·斯泰那（Rudolf Steiner，1861—1925），奥地利神秘哲学思想家，除创立人智学外，对教育、精神医学、建筑学亦有广泛影响。

念。西洋人早在瑜珈被引进、广为人知之前三百多年，已在哲学与科学之间划下一道深邃的鸿沟。这种鸿沟是西洋特殊的现象，它首先起于 15 世纪的文艺复兴。当时，由于伊斯兰教徒猛攻，拜占廷帝国终于垮台，一股狂热的慕古之风四处蔓延，希腊语文与希腊文学传播到欧洲每一角落，这真是破天荒的第一遭。所谓的异端哲学的直接侵袭，引起了罗马教会与新教徒的大分裂，这种分裂很迅速地席卷了整个北欧。即使后来基督宗教世界已经更新，它也不能再驱使自由的心灵束手就范。

随后是地理大发现与科学大发现的时代，此时思潮日新月异，其结果是使思想从宗教的束缚中解放出来。教会当然还继续存在，因为群众需要它，所以也就支持它，但在文化圈的领导权这方面，它却失落了。罗马教会由于组织严密，所以还能维持整体不散。新教则分成了将近四百个支派。此事一方面证明了教会之破产，但另一方面却又显示宗教具有生命力，它不甘束手待毙。慢慢地到了19 世纪，宗教混合主义日渐茁壮，阿都勒·巴哈（Abdul

Baha）之教 ①、苏非派 ②、拉玛克里斯纳教团（Ramakrishna Mission）③、佛教等等的异教也被大规模引进。里面许多教义，比如说人通神论者，往往混杂着基督教的因素。此一情况与第 3、4 世纪左右希腊混合主义的情形约略相当，当时也是处处可以看到印度思想的痕迹 [参见泰纳的阿波罗尼斯 (*Apollonius of Tyana*)、奥菲·毕达哥拉斯秘教、诺斯替教等]。

　　这些体系都是在既有的宗教路线上运作的，它们招收的信徒绝大部分原先也都隶属于新教。因此，这些体系基本上来说，可以视为新教教派。新教直接攻击罗马教会的权威，大举摧毁了教会是神圣救赎不可或缺的代理人之信仰。此后，权威的重担就落在个人身上，宗教的责任也紧跟而来，这在以往是没有的。告白与赦罪衰陵后，造成了个人道德上的冲突，也加重了他重重的问题，在以前，教会早就代个人解决了这些难题。因为圣礼，尤其是弥撒，保证个人可以借着教士实施圣礼，获得解救。每个人需要

　　①　（译注）阿都勒·巴哈（Abdul Baha，1844—1921）宣扬的宗教，其教义建立在巴布教派的基础上，主张互爱、宽容，反对圣战。19世纪兴起于伊朗。

　　②　（译注）苏非派，伊斯兰教里冥契主义的一支流派，主张苦行清修，约成立于8世纪，常被教内人士视为异端。

　　③　（译注）拉玛克里斯纳（Ramakrishna，1834—1886），印度近代宗教改革者，参见本书收录《印度的圣者》一文之相关章节。

做的事仅是告白、忏悔与悔改。仪式崩溃了，这原本是为每一个体而设的，现在个人只能在上帝不管他的计划之情况下，勉力以赴。由于人心无法满足，因此我们可以理解：为什么有一种要求，它要求一种体系可以提供某种答案。这种答案很明显地要求某种更高级的、更精神性的，或更神圣的力量。

欧洲科学忽略了这些要求，它仅安享于它的理智生涯，对宗教的需求毫不在意。西洋人精神的分裂是不可避免的历史现象，这种情况也见于在欧洲打下立足点的瑜珈身上。一方面它被视为科学研究的对象，一方面它又被视为救赎之道，大受欢迎。在宗教运动背景下，不断有人尝试联结科学与宗教信仰及修行。比如说基督教科学①、神智学以及人智学等。尤其最后提到的人智学一项更值得留意，因为它会营造出一种科学的氛围，所以它就像基督教科学一样，可以深入到智识分子的圈子里。

由于新教徒的通路并不是事先就预定好的，因此，我们有理由认为他应当会接受一种排除将来有成的承诺之体系。以往他可以依赖教会作为中介，现在必须事必躬亲，但他不晓得该如何做。假如他对宗教极为虔诚，那么，他必然会竭尽力量，趋近信仰，因为他所接受的教义完全由

---

①　（译注）基督教科学（Christian Science），19世纪发迹于美国的基督教心灵医疗法，此法主张物质、罪恶、疾病皆不存在。

信仰构成。然而，信仰是种神魅之力，是种恩宠之礼，但它不是一种法门。新教徒由于缺乏法门，所以他们当中有许多人对罗耀拉的耶稣教会之灵修方式特感兴趣。然而，尽管他们有此想法，严重干扰他们心思的，乃是宗教与科学真理的抵触，信仰与知识间的冲突。这种冲突抵牾远超过新教范围，连天主教本身亦不能免。很明显地，此种冲突是扎根于欧洲人精神中的一种历史性的分裂。就心理学的观点来说，假如没有稀奇古怪的强迫性信仰，以及同样稀奇古怪的科学信仰，这种冲突根本不可能发生。我们可以设想某种心境，当中我们可以因某理由而"信仰"某事，但我们也可以"知道"某事，毫无理由说这两件事情一定会冲突。其实两者都是不可或缺的，因为单单知识，或单单信仰，都是不足的。

二、瑜珈对欧洲人的意义

因此，如果有一种"宗教的"法门宣称自己也是"科学的"，我们可以预期它在西方一定会大为流行，瑜珈恰好满足了这种期望。瑜珈拥有许多信徒，这是有理由的，人们绝不是因为新鲜好奇，或因为一知半解，所以反而容易受吸引。瑜珈不仅提供平实可行之道，它也是种无上艰深的哲学。它指出有某种经验是可以引导的，这点符合科学家对"事实"的追求。此外，由于它既深且广，年代悠远，其义理法门又涵盖了人生各个方面，所以瑜珈宣教师毫不吝于强调它可以提供一般人梦想不到的远景。

瑜珈对印度有何意义？此事我只能三缄其口，因为我个人未曾确知的事，我不能强以为知，武断论述。可是它对西方有何意义？我认为我可以妄论一二。我想我们（西方）缺乏方向，已濒临精神错乱的边缘。因此，任何宗教或哲学的实践都含有心理学的训练之意，换言之，也就是它等于心灵灵修的一种法门，瑜珈里许多纯属躯体锻炼的法子同时也是生理学的修炼方法。它远比一般所说的体操或呼吸训练要高妙多了，因为它不仅是机械性的科学，而且也是哲学的。在锻炼身体各部分时，瑜珈统合了心灵与精神全体，在巴瑞那雅玛（pranayama）[①] 的训练方式中，这种现象很明显。巴瑞那既是呼吸，也是弥漫宇宙的动能。当个人的所作所为变成宇宙性的生成变化时，躯体的提升即与精神的提升会合为一，这种合一的状态——不管再利用怎样科学的技巧，都是无法制造出来的。瑜珈修炼不可思议，不可强求，它也不建立在概念的基础之上。它以超凡卓绝、圆融完美的方式，将躯体与精神熔铸为一。

这些理念与修行方式源自东方，其传统绵延不绝，超

---

①　（译注）巴瑞那（prana），呼吸、生机、灵魂之意。巴瑞那雅玛，以调气为基础发展出来的瑜珈。

过了四千多年，这造成了一种不可或缺的精神氛围。我深信在融合身心成为一体方面，瑜珈方法极为完美无缺，恰如其分，这是无可置疑的，这些方法创造了某种精神性质，使得某种超越意识以上的直觉得以呈现。印度人的心灵在使用诸如"巴瑞那"的概念时，明白睿智，毫无障碍。西方人恰好相反，他们一方面有渴求信仰的恶习，一方面又有高度发展的科学与哲学之批判，所以他们陷入了两难之中，动弹不得。他们如果不是掉入信仰的陷阱，囫囵吞枣，强行咽下诸如"巴瑞那"、"阿特曼"（atman）、"车库拉"（chakra）①、"三摩地"（samadhi）②等概念，未曾有过一丝一毫的反思；要不然就是使用科学的批判，将这些概念一笔抹杀，认为它们只不过是"纯粹的神秘主义"而已。西洋人分裂的心灵打从一开始，即与瑜珈旨趣不合，因此也就无法充分地体现它。瑜珈在他们手中，如果不是逐渐变成狭隘的宗教性事物，就是变成类似记忆术、呼吸控制法或体质平衡法等形形色色的锻炼方式，完全与瑜珈讲究圆满和谐的特色搭不上边。印度人既不会忘掉身体，也不会忘掉心灵，欧洲人则总是忘了这或忘了那。也正因有这善忘的天赋，所以欧洲人暂时得以征服世界。印度人则不如

---

① （译注）车库拉（chakra），原意为车轮，瑜珈引申其义，认为沿着脊柱，人身有六个"车库拉"。

② （译注）三摩地（samadhi），三昧、定之意。

此，他不但了解自己的本性，而且也知道他自己究竟有几分出于自己的本性。欧洲人刚好相反，他们拥有自然本性的科学，对自己本性的理解却出人意外地少，亦即对内在于自身里的自然之性极不了解。对印度人而言，能体认一种可帮助他们操控内在与外在自然本性的巨大力量之法门，是一大福祉。对欧洲人而言，则一变而为压抑自己本性，极尽扭曲之能事的毒药。

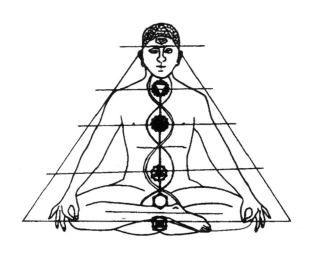

瑜珈的车库拉图系

据说瑜珈修行者能移山倒岭，此事当然难以查证。因为瑜珈修行者的法力总是希望在与他的周遭环境相互配合之情境下，勉力运作。欧洲人刚好相反，他们可以炸山毁岭。当理智不受拘绊，而又远离人的本性时，我们可以看到究竟会发生什么事。世界大战已经让我们先行尝到其中的苦涩滋味。身为欧洲人，我并不希望欧洲人越来越有能力，越能"控制"我们自身及周遭的自然力量。我必须坦承：我因为所做所行恰好与瑜珈规律要求的相反，所以才能获得一些最好的识见（其中有些观点极佳），这不得不令人感到羞愧。在历史的发展中，欧洲人已经远离了自己的根本，他们的心灵最后分裂成信仰与知识两面，同时，任何对心灵的解释也随之分裂，变成对立的两极。欧洲人需要回归的，并不是卢梭所说的"自然"，而是回到自己的本性。他们的目标应当是重新寻回自然人，然而不此之图，他们想要的反而是体系与方法。借着体系与方法，他们可以压抑自然人。因为自然人不管在何地何处，总是与他们的意图抵牾不合。由于欧洲人的心灵气质与东方人的风马牛不相及，因此，如果使用瑜珈，不可避免地，他们一定会误用它。我总是尽我所能向有心人说道："研究瑜珈，你可以获得无限的东西，但不要妄想使用它，因为我们欧洲人还没到可以正确使用这些法门的地步。印度的瑜珈大师——谷儒可以诠释任何事，但你只能抄袭任何事。你真知道'谁'在使用瑜珈吗？换句话说，你真知道你是何许人？或者你是怎么产生的吗？"

欧洲科技的力量硕大无比，锐不可当，要衡量它能够做的事，或者衡量已发明过多少东西，这是相当离题的。

我们只要想想其令人惊愕的景象，即会感到不寒而栗。但是，另外一个问题跟着就浮现了："谁"在使用这些科技？这些力量又落在"谁的"掌中？到目前为止，国家还是保国卫民的权宜性工具，很明显地，国家可以保护臣民免受巨量的毒瓦斯之戕害，或免受刹那间制造出的千百吨的毁灭性地狱般武器之摧毁。我们的科技已成长到一个相当危险的程度，因此，目前的当务之急并不是顺着这条思路走，臆想还能"多"做些什么，而是被委任来控制这些技术的人究竟应当如何组成，或者说：该如何转换西洋人的心灵，让他们放弃一些令人毛骨悚然的技术。拆穿他们拥有力量的幻象，远比强化他们错误的观念，认为他们可以随心所欲、为所欲为，要重要得太多了。在德国，我们会听到一个耳熟能详的口号"有意志处即有路"，这句话已导致千百万人类付出生命。

不管是操控内面或外面的自然，西洋人都没有必要更上层楼，他们在两方面都已非常完美。他们缺乏的，乃是对环绕他们周边及在其身内的自然本性体认不足。他们应该知道：他们所做的，可能不像所想的那般吻合无间。假如他们不了解这点，他们的本性将会摧毁他们，他们不了解他们自己的灵魂会用谋杀的手段背叛他们。

由于西洋人能将一切转换为技术，因此，原则上说来类似法门的事物如不是带点危险，就是注定徒劳无功。由于瑜珈是种锻炼身体的形式，所以它可以像其他体系般，对使用者有所助益。然而深入来看，瑜珈的意义不在此处，假如我了解得没错的话，它的意义要大多了，它要使意识从各种主客体的枷锁中游离出来，获得最终的解脱。然而，既然我们没办法将自己从未曾意识到的东西中释放出来，欧洲人首先当认识的，乃是他们自己的主体。在西方，这就是我们所说的无意识。瑜珈技巧完全是要将它自己运用到一种自觉性质的心灵与意愿上去，这种行径之所以能够成功，只有在无意识层已无任何可以一谈的潜能，亦即它已没有蕴含大部分的人格性因素时，才可以达到。然而，假如事情成功了，所有自觉的努力势将一无用处，而且从这种压抑的心境下产生的东西也势必是些怪里怪气的东西，其结果甚至与原先的预期恰好相反。

　　东方的形而上学及象征形式非常丰富，它们可以表现出无意识里绝大部分重要的因素，因此也就减低了其间隐含的成分。瑜珈宣教师宣称"巴瑞那"这个语汇时，他的意思绝不仅止于呼吸，对他而言，这个字还带有更重要的形而上学成分，而且仿佛他真知道其间的奥妙似的。但宣教师理解这个概念并不是经由理智，而是靠着他的心、他的胃以及他的血液。欧洲人的学习却仅是模仿，习而不察。因此，他根本无法使用这种概念表达出他主体内的状况。假如欧洲人有相类似的体验，我相当怀疑他是否会选择像

"巴瑞那"这种直觉式的概念来表达他的想法。

三、现代心理分析与瑜珈

瑜珈原本是种内转的自然过程，其状况因人而异。这种类型的内转会导向一种特殊的内在经历，并因而改变体验者的人格。数千年来，这些内转的形式逐渐被编集起来，成为各种不同路线的法门。印度瑜珈的形式形形色色，出入甚多，是当初每个人的体验不同所致。这不是说当中的任何法门都可适用于欧洲人独特的历史结构，我们毋宁认为：适合欧洲人的瑜珈，应当是从东方人尚不明了的历史模式开展出来的。在西方，事实上已有两种文化建树和人的心灵关联极深，而且还见之于实用。这两种文化建树即为医学及天主教的灵疗[①]，这两种文化各有方法，堪与瑜珈媲美。罗耀拉的方法我已说过，在医学方面，现代的心理分析治疗学最接近瑜珈。弗洛伊德的心理分析方法一方面想将病人从自觉的意识层面带回到孩童时期记忆的内在世界，另一方面要带到久被人的意识压抑住的期望与本能冲动上面。后一种方法是从自白衍生下来的必然发展。这种方法是借着一种人为的内转方式，使主体无意识的成分浮

---

① （译注）灵疗，为了人的灵魂之成长、治愈、教赎而设的方法，告解为其中常见的一种。

现为意识的状态。

另外一种方法稍有出入，这就是舒兹（Schultz）教授创立的"自发性训练"方法[①]，这方法确实与瑜珈有关。它的作用是要打破意识层的拘压牵绊，以及打破随之而来的无意识层的压抑。

我的方法在使用自白的方式上，与弗洛伊德的没有两样。我也注意到梦的意义，这点和他也相同。但一谈到无意识层，我们就分道扬镳了。弗洛伊德认为无意识只是意识的产物，它由个人的矛盾冲突堆积而成，我却认为无意识是集体性的心灵质素，它本质上具有创造性的功能。由于在基本的观点上彼此不同，因此，很自然地在评估象征及诠释象征的方法上面，也就南辕北辙。弗洛伊德的做法大体上是分析的、还原的。除了这两点外，我还加上一种综合的观点。综合的观点强调在人格的发展中，无意识具有一种目的性的倾向。在这方面的研究里，与瑜珈有相当重要的类似之处。尤其和坤达里尼（kundalini）[②]瑜珈，以

① （编者按）舒兹（J.H.Schultz，1884—1970），德国精神医学者，荣格所提的，出自其书 *Das autogene Training*（Berlin，1932）。（译注）自发性训练，借着自我暗示，解除全身紧张，调整自己身心状态的一种训练方法。

② （译注）坤达里尼（kundalini），脊柱最下面环身而睡之蛇，用以象征生命力。此派瑜珈之方法即想唤醒此蛇，使它沿脊柱上升。

及坦特罗秘教瑜珈（tantric yoga）^① 的象征形式相似点更多，和喇嘛教以及中国的道教瑜珈之相似点亦不少。这些瑜珈都带有相当丰富的象征，在解释集体无意识的问题时，可以供给我珍贵无比的比较性资料。可是，大体说来我并不采用瑜珈的法子，在西方，不应当有任何事物可以强加在无意识上面。通常，意识的特征在于它比较密集，也比较偏狭，带有牵制压抑的功能，这种功能不应过度着重。不但如此，我们应当尽其所能，帮助无意识，使它浮现至意识层的心灵，促使意识层的心灵从压抑冷硬中解脱出来。基于此一缘故，我使用的是一种叫能动性想象（active imagination）^② 的方法，这种方法包含一种转换意识的特殊训练，希望至少在某一程度里可以达成转换的效果，然后希望无意识层的内涵有摊展浮现的机会。

假如我对瑜珈的批评有点严苛，不够友善的话，这并不表示我不承认瑜珈这一东方的精神事业是人类心灵曾创造出的一种最伟大事物，我的批评只是针对运用瑜珈到西洋人身上这点。我希望我的说明没有含糊之处，西洋精神

---

① （译注）坦特罗秘教瑜珈（tantric yoga），此派瑜珈崇拜时母（迦利女神，Kali）的性力，其姿势极为夸张古怪。

② （译注）能动性想象（active imagination），荣格心理学术语，意指一种主动想象的技巧，用以摊展人类通常意识不到的无意识底层之内涵。

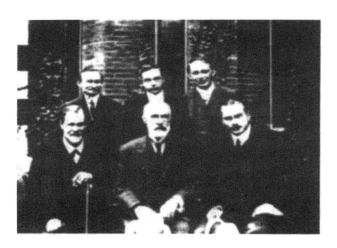

荣格与弗洛伊德对梦与无意识的解释有同有异。前排左一为弗洛伊德，右一为荣格。

的发展与东方的轨道截然不同，因此造成的情境也大不相同，我们如想运用瑜珈时，应当考虑到此一土壤是极端不利的。西洋文化之古老尚达不到千百年之久，它的首要之务乃是从野蛮的片面偏执中解放出来，这也就意味着对于人性需要有更深的洞见。但没有一种洞见是可以靠着压抑无意识或操控无意识得到的，借着模仿一种在完全不同的心理状态下促进茁壮成长的方法，也一样是缘木求鱼。经过代代流传以后，西洋终会产生自己的瑜珈，我认为这样的瑜珈将会建立在基督宗教所奠定的基础之上。

第三章

如梦似幻的印度世界 [1]

---

① （编者按）原稿为英文，首先刊登在 *Asia*（New York），
XXXIX（1939）：1，pp.5–8。

一、孟买杂感

对某个国家的初次印象就像初逢某人一样，你的印象也许很不准确，在许多方面甚至错得离谱，但你也有可能领略某些特性或某些光影。反而经过两三次拜访，印象远比初次正确后，这些特性或光影却被遮掩掉了。假如我的读者想将我对印度的任何叙述视作福音的真理，那他就大错特错了。我们可以设想：假如有个人平生第一次到欧洲来，他花六七个星期到处旅行，从里斯本到莫斯科，又从挪威到西西里。除了英文外，他不了解任何其他的欧洲语言。而且，他对欧洲民族、历史及实际生活的理解，可说是浮光掠影，浅薄异常。因此，他所传达的消息，除了走马看花的印象、梦呓不绝的浮夸妄想、片断猎取的情绪意念以及迫不及待、喷涌而出的个人意见外，还能传达什么东西？我相信他恐怕逃不掉"沾不上边、纯粹外行"的讥评。我如果胆敢说出任何有关印度的片言只语，恐怕情况也好不到哪里去。但据说：因为我身为心理学家，所以可以找到很好的理由。人们相信我会看到更多的东西，至少会看到某些人可能忽略掉的特别事物。我不能确定是否如此，这有待读者作最后的判断。

孟买平坦，辽阔无涯，其暗绿色的低矮丘陵却突然从地平线处升涌而起，此景很容易令人感觉无限宽广的大陆正在后头。这种印象可以解释我登陆以后，首先的反应是什么：我弄了一部车，走出城市，远入乡野。乡野给人的感觉好多了——黄草、沙地、土屋，菩提树暗绿、巨大而又怪异；棕榈树枯萎无力，因为它们的生命汁液已被吸干了（近头部处成一圆球，可制棕榈酒，惜无缘享受）；牛只骨露尪颜；男人腿踝细小；妇女则身着五颜六色的纱丽服，一切皆在闲适中复带点匆忙，匆忙中复有闲适，没有什么可以解释的，它们也不需要解释，因为它们就是它们，既不需要被关心，也一无黏滞，我是唯一不属于印度的人。当我们行经蔚蓝湖泊旁的一带丛林时，车子突然刹住，不是车子差点碾过潜行的老虎，而是我们发现自己竟然处在当地拍片的外景当中：一位驯兽师从竞技场逃出，另一位白人少女则盛装打扮，仿佛要发生什么事一般。于是，摄影机转动、麦克风疾呼、激昂的衣袖也全体出动。我们吓住了，所以不由自主地，踩在加速器上急速前进。事后，我认为我该再回到该城里去，这城市我还没真正地好好看过。

建于过去50年的盎格鲁——印度式建筑风格并不迷人，但它显示出孟买的特殊性格——好像我们在某处似曾相识般。孟买英国的性格超过印度的性格，但通往德里的宽大马路起头处之巨门——印度之门——却是个例外。就某种观点来说，此门重现了阿卡巴（Akbar）①大帝在法特布希克里（Fatehpur-Sikri）建立的"凯旋门"之雄心壮志。法特布希克里此一立刻见弃的城市，现已成为废墟一片，红色的砂岩千百年来在印度的阳光底下，闪耀着光辉，过去如此，未来也将如此。潮流在时光的海岸来回冲洗，残留下来的仅是一串串的泡沫。

这就是印度，印度正如我看到的：某些事物永恒不变——黄土平原、翠绿鲜活的树木、灰蒙蒙的庞形巨石、青葱的灌溉水田，还有冠予其上、延伸至遥远北方的冰雪岩石之形而上画派氛围。至于冰雪岩石的北方，则为不可思议的无望障碍。然而，其余的事物摊展开来时，却又像幕电影一般，色泽奇多，形状繁富，不断地随时改变。此改变也许历时数天，或更经数世纪，但大体都是过渡性的，如梦幻泡影似的，它只是幻象（maya）②的一种多彩多姿的面纱。直至今日，春秋鼎盛的大英帝国也势将在印度留下一些痕迹，就像蒙兀儿帝国、亚历山大大帝、数不胜数的土著王朝、入侵者亚历安人等的情况一样——但印度在

① （译注）阿卡巴（Akbar）大帝，印度的蒙兀儿帝国第三任皇帝，在位期间1556—1605。

② （译注）幻象（maya），印度教里的世界之母，恶魔之另一面相，引申为虚妄无明之意。

某种意义下，却未曾改变其庄严的法相。然而，从任何面相来说，人类的生命都显得出奇的脆弱，孟买城似乎是由琐琐碎碎的居民堆积而成，人民过的生活了无意义，匆忙迫切，喧哗不宁。在永不停息的波浪中，生生死死，永远一样。生命永无了期的重复，形成莫名的单调。

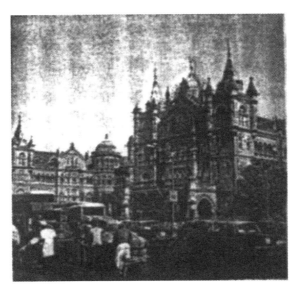

孟买车水马龙，荣格却看到一群琐琐碎碎的居民，过的是了无意义的生活。

在不堪一击的脆弱以及空洞无物的喧嚣中，人们意识到无法衡量的年轮，却意识不到历史。但话说回来，为什么要有载录的历史？像印度这样的国家，根本不在乎历史。

它所有的伟大之处，全都是无名无姓，与任何个体毫无关联，这种情况和巴比伦、埃及的伟大一样。历史开始发挥作用，起源于欧洲国家，但其时已相当晚，而且蛮性未除，它们过去也没有历史。直到此时，事物才开始定型，城堡、寺庙、城市一一被建了起来，道路桥梁也铺设了，人们还发现他们有名有姓，住于某处，也发现他们的城市大幅扩张。他们的世界也一代一代地日益扩大。既然他们看到了事物的发展，他们自然开始关心起事物的变迁，记载事物发展之始末似乎也就大可一试。因为任何事物总有个走向，而任何人总希望拥有些未曾听闻过的可能性，也希望将来（情况）能大有改善——不管在精神层面或世俗层面莫不如此。

但在印度，似乎没有任何事物不曾在先前出现过千百次以上，即使当今独一无二的人物在以往的岁月中，也活过不计其数次。世界就是重新再来的世界，世界的一切在早先已发生过许多次。即使印度最伟大的人物悉达多·佛陀亦然，在他身前已有许多佛陀先行走过，而且悉达多·佛陀也不会是最后的一位。这也就难怪：为何诸神也要不断地降凡转世！"变化之事虽多，毕竟纯粹唯一"（Plus ca change, plus c'st la même chose），在此种情况之下，要什么历史？犹有甚者，时间是相对的，瑜珈师可以看到过去，也可以看到未来。假如你遵循"八正道"^①而行，你会忆起千万年前的生涯。空间也是相对的，瑜珈师可以用灵体行走，穿越海陆诸天，其速度一如转心动念之快。你认为真实的东西——包含生命里的是非善恶——全是幻影。你认为不真实的东西，如激情丑陋、淫猥怪异、令人毛骨悚然的神祇，只要你在炙热的夜晚，聆听使欧洲人太阳神经丛天翻地覆的鼓声，聆听它永不停竭、历历分明地鼓了半夜，那么，这种神祇即会毫无预期地出现，这毫无疑问地是一种活生生的真实。由于欧洲人认为他们的头脑才是捕捉世界的唯一工具，因此，当他们眼观卡达卡利之舞时，如果此舞没有配合从根底创造出新生实在的鼓声的话，它终究只是一种诡异的舞蹈而已。

穿经孟买嘈杂的市集，我不能不心生感触。我感到印度梦幻世界的冲击，我相信一般印度人不会认为他们的世界是梦幻的世界，恰好相反，他们的一举一动，都显现出世界的真实性质紧紧地深烙在他们身上。假如他们不是执着于此一世界，他们就不需要任何有关大无明的宗教或哲学训示，这就像假如我们不像现在的我们，我们也将不需要基督教爱的讯息一样（训示之所以为训示，乃因它传达

---

① （译注）八正道，或称八圣道，佛教用语，指八种通向涅槃解脱的正途，此即：正见、正思维、正语、正业、正命、正精进、正念、正定八种。

了我们知之甚渺的事物之知识）。如果我在《一千零一夜》幻想故事中的人物群里走动，也许我早已被卷入一种如梦似幻的状态。我的欧洲意识之世界已变得极为稀薄，它就像电线一样远离大地，直接延伸，高临地球表面，结果地球看起来仿如地球仪一般。

很可能印度才是个真实的世界，而白人居住的，却是个由抽象性质构成的疯人院。（像印度这样）出生、死亡、生病、贪婪、污秽、童騃、虚妄、卑怜、饥馑、恶化，整个人深陷于无知的无意识中，纠葛于善神恶神之狭隘宇宙，以及受符咒图箓之保护，也许这些才是真正的生活。所谓生命，应当就意味着大地之生活，在印度，生活并没有被浓缩到脑袋瓜里，它仍然是以全身全躯的姿态生活着。难怪欧洲人会觉得这仿如梦幻：印度人完整的生活对他们说来，只有在梦中才可得见。当你赤脚行走时，怎么可能忘掉大地？假如你不想知道大地，这需要高级瑜珈的无上功力的帮助才行。假如你想在印度严肃地生活，你可能更需要某类瑜珈的辅助。但我从没看过印度的欧洲人确实在那边生活的，他们都生活在欧洲，说得明确些，都生活在弥漫欧洲空气的瓶子中。其实，我们应该可以不受玻璃墙的阻隔，称心快意地走动，我们应该可以浸润在我们欧洲人幻想已经征服过的事事物物之中。在印度，这些事物都是昭昭明显的事实，使得你不容犹豫地跨出玻璃墙外。

二、泰姬玛哈陵与商奇浮图

北印度是幅员辽阔的亚洲大陆的一部分，可能受自然环境左右的缘故，我发现此地人民交谈时，音调嘈杂刺耳，其刺耳情况令人联想起粗鲁的骆驼客，或脾气躁怒的马贩子。此地的亚洲服饰繁富多姿，它穿透了温文儒雅的素食者的洁白不染。妇女的衣着尤其愉悦动人。许多巴坦人（Pathans）[1] 个性高傲，冷漠无情。胡须满面的锡克教徒（Sikhs）[2] 则复杂矛盾，极端男性化的残酷无情中混合多愁善感的心绪，在茫茫人海中，他们显现出浓厚的亚细亚风味。从建筑物看来，也可看出印度的原来模样屈从于亚细亚排山倒海的影响。即使贝拿勒斯（Benares）[3] 地区的神庙也都很局促矮小，毫不起眼——除了它们的嘈杂脏乱以外。作为世界毁坏者的湿婆（Shiva）[4] 以及嗜血如命、

---

[1] （译注）巴坦人（**Pathans**），住在印度西北边界的阿富汗人。

[2] （译注）锡克教，16世纪后流行于印度的宗教，由那纳克创立，其门徒即尊称他为祖师。其教义建立在印度教之基础上，并摄取伊斯兰教苏非派的神秘思想，主张一切现象皆为神力的展现，一切种性皆平等。男教徒蓄长发，加发梳，戴手镯，上衣至膝，形象颇为特殊。

[3] （译注）贝拿勒斯（**Benares**），印度教圣地，亦为佛教徒、耆那教徒朝拜之地。城中有金寺，城外有鹿野苑，尚有成千的印度教寺。此城即旧称的"伽尸"（**Kashi**）城。

[4] （译注）湿婆（**Shiva**），婆罗门教及印度教主神，主毁灭、苦行、舞蹈，被尊称为"舞王"。

令人毛骨悚惧的迦利（Kali）^①神，地位似乎显赫多了。肥胖象头的甘尼沙神（Ganesha）^②则广受祈福，希望它能带来好运。

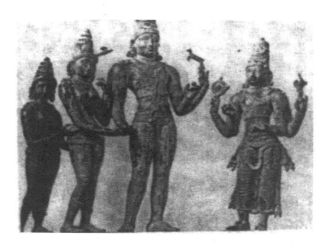

湿婆神和他的妻子雪山神女以及毗湿奴。

相形之下，伊斯兰教似乎比较高明，富于精神性，也更进步。伊斯兰教堂纯净美丽，纯然亚细亚的风格。对它不能用"理智"亲近，而当以全神贯注的感觉契入。其仪式哭泣呐喊，呼求至爱无上的主——这是一种祈求，一种

① （译注）迦利（Kali），印度女神，意译为"时母"，雪山神女十个化身之一，湿婆之妻，性力派崇奉的主神。

② （译注）甘尼沙神（Ganesha），意译为"象头神"，印度教信奉的智慧之神，把人和象的智慧结合在一起。其形象为人身、象头、一根长牙。

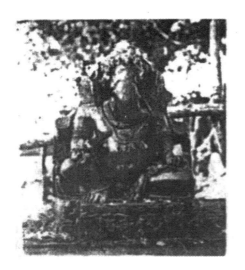

图为象头人身的甘尼沙神，在印度最受喜爱。

急切的渴望，甚至是一种对上帝的迷恋贪婪。我或许不该称之为爱，但在这些老蒙兀儿人身上，我确实发现了爱，一种诗意的、优雅的美之爱。在专制与冷酷的时代，一种天堂似的梦境竟会在石头上立体显像：泰姬玛哈陵（Taj Mahal）[1]。我无法掩抑我对这朵无上之花、这颗无价之宝衷心的礼赞。我也不能不赞叹"爱"终究发掘了沙迦汗（Shah Jehan）[2]的天才，使他成为实现自我的工具。在世上居然有这么一个地方，能让无形无象、渺不可见，但又被层层圈围、几近妒爱的伊斯兰爱欲之美如神迹般地揭显开来。借着冷酷无情、无可

---

① （译注）泰姬玛哈陵（Taj Mahal）位于印度阿克拉，沙迦汗为其爱妃营造的白大理石灵庙，印度著名胜迹。

② （译注）沙迦汗（Shah Jehan），蒙兀儿帝国皇帝，在位期间1627—1658。

挽回的损失，促使伟大情圣心肝断绝，乃是锡拉兹的玫瑰庭园以及阿拉伯宫殿的寂寞院落的纤巧秘密。蒙兀儿寺院及其陵墓也许纯洁肃穆，他们的公共厅堂也许美丽无瑕，但泰姬玛哈陵却是天启之作，它从头到尾，全与印度风格无关。它像一株在肥沃的印度土壤生长的树，它欣欣向荣，它也会开花，但如移至其他地区，它却什么都做不到。它是爱欲的纯粹形式，没有神秘，没有象征，它就是一个人爱另一个人的崇高表现。

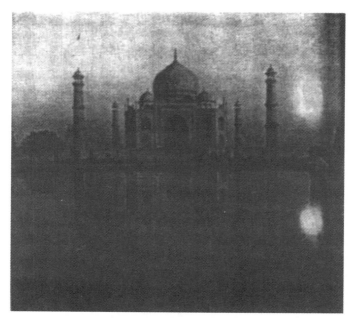

荣格赞美泰姬玛哈陵是爱欲的纯粹形式。

同样在北印度的平原上，比蒙兀儿人约早两千年，印度精神早已成熟结果，其生命之本质，我们可以从圆满人格的大雄释迦佛陀见之。离阿格拉（Agra）与德里不远处，即是以佛庵闻名的商奇（Sanchi）[①]丘陵。我们在天光明亮的清晨到达此处。此地阳光浓密，空气清新异常，一切显得清晰分明。在石丘顶上，俯视远方的印度平原，你可以看到一个巨大的圆石建物，一半埋在土中。根据涅槃经的说法，佛陀自己指定埋葬他躯体的方法：他拿起两个碗，将一个翻盖在另一个之上。目前可见的浮图，只是上面的那个碗，我们必须自己想象下面那个埋在土中的碗究竟是怎么回事。从古以来，圆形就是圆满的象征，对大雄如来来说，它既适合他，也是可以表现其精神的圆形陵墓。此建筑极端简单、肃穆，但又清晰明朗，与佛陀的训示之简单、肃穆、清晰明朗，完全符合。

在连绵无际的孤寂中，此地有无法言说的庄严，好像它仍在凝视印度历史的片段——此一民族最了不起的天才正在宣扬其高妙的真如。此地方，连着其建筑、其寂静、其超拔内心翻滚之上的和平，以及其对人间之五情六欲的遗忘，这些真正是印度的。它之为印度的"秘密"，就像泰姬玛哈陵是伊斯兰的秘密一般。而且，就像伊斯兰文化的

---

① （译注）商奇（Sanchi），佛教著名胜迹，附近有著名佛浮图。

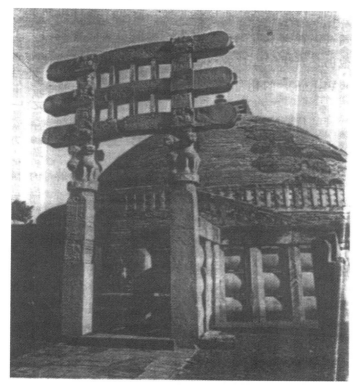

商奇浮图简单肃穆，与佛陀精神完全符合。

气氛仍在空中流连一般，佛陀表面上虽已被忘掉，实际上他仍是当代印度教的秘密气息。至少，他得被视为毗湿奴（Vishnu）[①] 的化身。

————————

① （译注）毗湿奴（Vishnu），婆罗门教与印度教的主神，与梵天、湿婆并称。具有保佑、降魔、创造之能力，其妻为吉祥天女，坐骑是金翅鸟。传说曾十次下凡救世，其中有一次化作佛陀。

三、优雅的印度妇女

当我和英国代表旅游，一起参加加尔各答的印度科学会议时，我匆匆忙忙，连赶了好几场的招待晚宴。我要趁此机会，谈谈有教养的印度女人。此事说来相当令人惊奇，因为她们的服饰居然烙上她们即是女性的标识。她们的服饰变化最多，风格最强，同时也是自有女人设计服装以来，最有意义的穿着。我强烈祈求：西洋人的性别之病，老是想把女人变成不伦不类的男童之作风，千万不要借着苍白无力的"科学教育"，偷偷潜入印度。假如印度妇女不再穿着她们本土风味的服装，这将是全世界的损失。在文明国家中，印度（也许中国也是，可惜我不能确定）可能是我们唯一可以从活生生的模特儿身上，看出妇女竟然可以这样穿着，以及告诉我们妇女该如何穿着的国家。

印度妇女的服装传达出的讯息，远比西洋妇女半裸半露的晚礼服要丰富多了，西洋妇女的晚礼服真是枯燥无味透顶，了无意义。印度妇女的服饰总是余韵袅袅，兴味无穷，退一步说，即使我们发现它在美感上颇有缺陷，我们也不会觉得我们的品味受到了冒犯。欧洲的晚礼服却是我们性别混乱最严重的病征之一，它混合着寡廉鲜耻、好出风头、无事招摇，而且试图使两性间的关系变得廉价随意，真是集荒唐大成之能事。但每个人都了解——或应该了解——异性相吸有其奥妙，既不廉价，也不能随意，它是任何"科学教育"都无法掌握的一种精灵。绝大多数流行的妇女服饰都是男人发明的，因此，你不难猜测其后果如何。当他们费尽心思，用紧

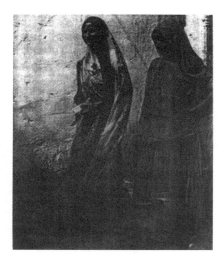

印度妇女的服饰余韵袅袅，兴味无穷。

腰衣、腰垫，将这些繁殖力强的种马一律压平，个个相似之后，他们现在又尝试创造一种雌雄莫辨、孔武有力的半男性化躯体——尽管北方妇女躯体的趋势早已够骨骼虬结，粗壮异常了。他们主张异性一同教育，其目的是求异性之同，而非求其异。但最不雅观的景象，莫过于妇女穿着裤子在甲板上来回逡巡，我时常怀疑：他们到底知不知道这种形象有多难看。一般说来，她们都出自端庄多礼的中产阶级，但却一点也不明智，她们只是随着雌雄莫辨、男女同质的潮流走动。事实很令人悲伤：欧洲妇女，尤其她们那种毫无希望的离谱服饰，如果和印度妇女及印度服装之婀娜多姿但又典雅庄严相比之下，一点也没有看头。在印

度，即使胖女人也有机会表现身材，但在我们这里，她们大概只能活活饿死。

谈及服装，我也必须指出：印度男人同样喜欢清冷舒适。他们全身缠着一长块棉布，直至双腿之间。前腿覆盖完密，但后面却很怪异地裸露出来，服装看起来有些女人味，但又夹带着孩子气。我们简直不能想象：士兵的双腿如缠绕着这种花布，会是个什么样子。可是很多士兵却穿上这样的服装，外加一件衬衫，或一件欧式的夹克。样子看来相当古怪，但不太有男子气概。北方服装的式样是波斯型的，看起来不差，而且也有男人味。为什么花哨的服装主要在南方？这也许和母权在南方地区兴盛发展有关。"花哨"的服装看起来有点像过度蓬松的菱状布巾，它基本上是种非战不竞的衣服，完全适合印度和平主义的心态。

在这种格局中，几乎不可能有真正的争战。因为争战者只要一争战，马上就会被那片古怪的、缠绕纤回的布巾卷进去。当然，他们的言语与姿态还是可以自由行事的，但你如期望有更精彩的镜头，他们却会止于攻击对方的衣袖袍袂而已。我曾亲眼看到两位八九岁的小孩因游戏而激烈争吵，最后，他们大打出手。我们应该还记得：那种年纪的小孩如果打架，会是个什么样子。但印度小孩的表现确实很吸引人去看，他们出手很猛，但看来危险万分的拳头一落到对手一英寸左右，就奇迹似地停住了。随后，他们好像还认为刚刚已好好地打了一架，这两个孩子真是教养深厚。这是在南方，如果谈及战斗，北部穆罕默德传下的流风余韵可就要当行多了。

四、印度人的内敛性格

印度教徒给人温柔的感觉，由此可见其家庭中女性的地位举足轻重，尤其以母亲的角色为然。此一习俗可能是建立在古老的母权制传统之上。教养良好的印度教徒都有浓厚的"家中小孩"或"好"儿子的性格，他知道他必须和母亲好好相处，更重要地，还要晓得该如何做。而从印度妇女处，我们得到的印象也大抵差不多。她们努力研习，形成一种谦恭有礼、内敛自抑的风味，我们当下就有种感觉，觉得眼前相处的人极有教养，也极合社会礼俗。她们的音色一点也不呕哑嘈杂，不激昂高亢，也不含带男性化的声音。和我认识的某些欧洲妇女对照之下，这种音色真是极令人赏心悦耳。那些欧洲妇人的声音一下收敛，一下宏亮，一下连绵不断，这样的态度未免太矫揉造作了。

在印度，我有许多机会研究英国人的发音。声音是藏不住的，它会泄露许多东西。你会很讶异有些人士拼命努力，幻想发出愉悦、清新、欢迎、进取、痛快、友善、敦睦等等的声音，但你知道这只是想掩盖真正的事实，事实的情况恰好相反。这种矫情的声音听起来很令人疲倦，所以你反而渴望听见某些粗鲁、不友善、攻击性的话语。你一定也会发现许多原本极优雅有味的英国男士却要努力模仿男人本色的腔调，天晓得他们为什么要这样作。他们的声音听起来，好像蓄意借着喉头的颤音，使全世界都忘不了他。也有些像在政治集会的场合里演讲，因此，希望每个人都能了解演讲者非常地真诚坦率。最常见的标志是男低音的音调，其调门如同上校发出的男低音，或如同家中儿女与仆人满堂、想要震慑住他们的一家之主的男低音。圣诞老人的声音有些特别的花样，大概是受到学院训练出来的那群家伙的影响。我还注意到特别可怕的新手其实人蛮温文尔雅的，我明显地可以感受到他们的自卑。想不到要成为印度这样的大陆的主人，竟然要承担起这种超人似的负担！

　　印度人讲话不带喜怒爱恨，他们不多表示什么，他们属于三亿六千万人口的印度。女士也是如此，她们隶属于大家庭，大家庭在地理上则活在一个叫做印度的国家。生活在一个 25 人至 30 人挤在一起，由祖母带头的小房子里面，你必须调整你自己，晓得该如何说，该如何做。它教导你如何说话文雅，行为谨慎，彬彬有礼。这也可以解释轻声细语的音色以及如花朵般的举止是怎么产生的。可是在我们这里，家庭如果人口拥挤，结果恰好相反。它只会促使人们紧张易怒，粗鲁不文，甚至还以暴力相向。但印度人将家庭当作一回事，绝不疏忽马虎或喜怒为用，它被视为生命里不可闪躲，不可缺少，绝对必要的部分。所以它需要某种宗教来打破这种律则，并使得"无家"①成为跨进圣徒之旅的首步工作。由以上种种看来，印度好像特别令人愉悦，容易生活在一起，尤其是印度的女人。而且，假如风格可以视为整体的人格的话，那么，印度的生活应当是接近最理想的状况了。但态度柔和、音色甜美也不无可能是外交的把戏，或隐藏了什么秘密。我想印度人到底也是人，一概而论是不对的。

事实上，当你（向印度人）要求明确的讯息时，你一定会三番两次，不断踢到铁板，甚至弄伤拇指。你会发现人们对你的问题不一定那么关心，他们关心的倒是你有什么样的动机，或者关心如何才可以从死巷里溜闪开来，丝发无伤。过度拥挤确实与印度人这种极为常见的性格缺点关联颇深，在人群中要保持个人的隐私，只有高明的骗术才有可能达到。女人全心全意向着母亲与男人。对前者来说，她是女儿；对后者而言，女人需要行事巧妙，使男人在适当的机会里觉得自己真像个男人。至少，我从没有看过一般西洋卧室里常见的"战舰"。看到这样的"战舰"，

————————

① 　（译注）"无家"实指"出家"。

男人不免会觉得自己如同尚未享用早餐前，即已淹死在冷水中的老鼠。

印度人生活在印度，因此，他们势必要有某种程度的驯化，这点我们做不到，即使得到理想与狂热的道德毅力的帮助，我们也做不到。我们的移民尚未结束，不久前，盎格鲁－撒克逊人才从日耳曼北边迁移到他们新的家园。后来，诺曼人远征斯堪的纳维亚半岛，经由法兰西北部，到达那儿。几乎所有欧洲的民族差不多都历经过类似的经验。我们的信念始终不变："只要幸福所在，即可成为祖国。"由于相信此一真理，我们都变成狂热的爱国者。由于我们还能流浪，也愿意流浪，我们认为不管如何，没有什么地方不可住的。但我们还没想到：在拥挤不堪的家庭里，我们也应该可以彼此相处。或许我们认为我们还有本钱大吵特吵，反正事情弄砸了，"西方以外"还有良好而开阔的田园。至少，表面上看来似乎如此，但事实上早已不是这样的了。连英国人都不是想要在印度定居，他们只是命定要在那边过完他们的任期，所以只能尽量利用此段期限。也正因如此，所以所有发出希望蓬勃、痛快淋漓、精力弥满、热情有力等诸种声音的人士，他们所想的，他们所梦的，依然还是逃不开苏塞克斯（Sussex）① 的春天。

---

① （译注）苏塞克斯（Sussex），英格兰东南地区的郡县，农牧业兴盛。

第四章

印度能教导我们什么？①

———————————

①　（编者按）此文原为英文稿，刊于*Asia*（New York），

XXXIX（1939）：2，pp.97–98。（译注）1938年荣格应印度的英国

殖民政府之邀，参加加尔各答大学建校25周年纪念，并借机参观印度

各地。返国后，荣格在Asia杂志上发表两篇文章，此为第二篇。

一、佛教从印度消失

印度北邻亚洲，南接印度洋，位于西藏与锡兰（斯里兰卡）之间，其领土在喜马拉雅山山脚与阿丹姆斯桥（Adam's Bridge）处突告结束。蒙古世界从其中的一端开始展延，另外一端则是南海群岛之"乐园"。锡兰与印度差异之大不下于与西藏间的差异。在印度领土的任一头我们都可发现到"大象之迹"——巴利文经典 ① 曾如此尊称大雄佛陀的训示，此事颇堪玩味。

佛陀的救赎正道是哲学与神迹（opus divinum）的一体化，其结合非凡可观，但为什么印度后来反而丧失了这种最伟大的荣光呢？这点我想我们都知道，因为人类不可能永远处在觉悟与勇猛精进的巅峰。佛陀是位突如其来的侵入者，他扰乱了历史的行程，但历史的行程后来又压过了他。印度宗教就像座宝塔，诸神如蚂蚁般往上爬升，它们从最低层雕刻的大象处爬升至建筑物最顶层中央的抽象性莲花。最后，诸神变成了哲学的概念。身为十方世界精神导师的佛陀说道：悟道者甚至可成为他的神之导师及救

---

① 　（编者按）南传佛教圣典。

赎者（不像西方"受启蒙"者所宣称的，人只是它愚蠢的弃儿），这明显地是过头了些，印度人的心灵在整合神祇方面，还没达到可以"使它们依赖人类心灵才能成立"这样的程度。在奇迹中（任何的天才都可说是种奇迹），人类的心灵可以扩充至极。佛陀自己本人如何能够获得这样的慧见，而又没有丧失掉自我，这真是奇迹。

佛陀将诸神缓慢地转化成概念，这样的行为干扰了历史的行程。但真正的天才总是侵入者，也是干扰者，他从永恒的世界向时空的世界说话，所以他总是在正确的时间里说些错误的话，因为在历史的任一时刻里，永恒的真理从来没有真实过。转化的行程总必须暂停一下，以便消化天才从永恒之库中创造出来的彻底非实用之事物。但反过来讲，天才也是他的时代的治疗者，因为他透露出来的任何永恒真理都有医疗的功能。

然而不管怎么说，转化过程的远程目标才是佛陀期望的，只是要达到此目标，往往不是一代甚或十代可以完成的。它需要更长远，至少几千年的时光，因为人类的意识如果没有飞跃发展，不可能实现预期的转化。最多我们仅能"信仰"，就像信仰佛陀说的，或基督说的一样。神佛的跟从者明显地这样做，他们假定——就像"信徒"永远会这样做一样——信仰就是一切。当然，信仰之事非同小可，但它只是意识实体的代用品，这种实体基督徒原本归拨到尔后的来生才有的。此种"尔后"意指人类预期的未来，这纯是宗教的直觉才可以预期的事。

佛陀从印度生活及宗教里消失了，其情况远比我们设想尔后大灾难落到基督教身上时，耶稣即将消失的惨状还要惨，甚至于比希腊罗马宗教从今日的基督教里消失的情况还要严重。印度人不是不对它的大师之精神感恩怀念，无疑地，我们可以看到对古典哲学的兴趣复苏得相当可观，某些大学如加尔各答或贝拿勒斯都有很重要的哲学系，但它们主要着重的乃是印度古典哲学以及数量庞大的梵文文献。巴利文经典显然不在研究的领域内，佛陀也不能代表真正的哲学，因为他要向人类挑战，而这不是哲学需要做的事。哲学就像其他科学一样，是需要充分的理智的游戏，自由自在，不受道德或人为的纠缠的干扰。但同样地，有极少数的人也需要做点"有关它的事情"，但不必要一头栽进远超过他们耐心与能力之上的伟大议题。毕竟说来，这些议题还是对的，只是多少有些"路漫漫其修远兮"[①]罢了。天才神圣的性急质躁也许会干扰一般市井小民，甚至激怒他们。但经过数代之后，这些市井小民会变得只是纯粹数目的意义而已，事情一向如此。

---

① （译注）原文作 "longissima via"。

二、印度人的无思之思

我现在想说些很可能会冒犯我的印度朋友的话语，虽然事实上我毫无此意。据我的观察，有件事情相当独特，此即一位真正的印度人并不思想，至少不是我们所说的"思想"（think）之意义，他毋宁是"体受思想"（perceives the thought），在这方面他与初民非常接近。我的意思并不是说他是初民，而是他思考的历程令我们联想起初民创造思想的途径。初民的理路主要是种无意识的功能，他只感受其结果。在从原始时代起即未曾中断，几乎绵延一气的文明里，我们竟然也可以目睹到这种特殊的状况，这或许不算太匪夷所思罢。

我们西方则从原始时代开始，就遭到一种高出一大截的文明之心灵及精神的入侵，因此，其演进突然被打断了。我们的情况虽然不像黑人或波利尼西亚人那么糟——他们和比他们高出许多的白人文明相遇是极为突然的——但本质上没有什么两样。我们被阻挡的时刻，依旧是处在野蛮的多神教时期，而多神教被排除或被压抑的时期也不算太久，它只是数世纪以来的事。我相信这样的事对西洋人的精神造成很大的扭曲，我们的精神被扭转到一种我们尚无法企及，也不可能真正名符其实的状态。但要达到这样的状态除非是意识心灵与无意识两者间真正地分离，否则不可能达到。我们的意识确实已从非理性与本能冲动的沉重负荷中获得解脱，可是我们付出的代价却是牺牲了人的整体性。我们的人分裂成为意识人与无意识人。意识人日渐驯化，因为他已从自然人或初民的状态中脱离出来。我们一方面越来越讲规矩，越重组织，也越来越理性；可是一方面我们仍是处在一种强压抑住的初民地位，与教育及文明彻底绝缘。

这就可以解释为什么我们会放纵自己，胆大妄为，无法无天。也可以解释下面活生生的可怕事实：我们爬上科技事业山峦越高，我们越可能误用发明，越可能趋向危险邪恶。试想人类精神的胜利有多伟大！我们已有能力在高空飞翔，千百年来人类朝思暮想的美梦终于成真。但我们也应当试想现代战争中落弹如雨、轰炸不停的景象，难道这就是所谓的文明！这样的现象毋宁更展现了一项无法否认的事实，此即当我们的心灵高升，征服长空之际，我们的另外一个人格，也就是被压抑在下面的蛮性个体却已直坠入地狱。千真万确，我们的文明可以以其成就感到自豪，但我们也应当为自己感到羞愧！

这条路确实不是人类走向文明唯一可以走的路，而且也绝不是一条理想的坦途。我们可以设想另外一项比较令人满意的取代方针。我们可以不片面发展人性，而是从人

的全体性 ① 出发。我们可以在人的意识层面上，再加上一种环绕大地、向下扎根的原始层面的重量，经过这样的过程后，我们可以避免上下两阶层致命的解体。当然，费尽心力想和今日的白人做这种实验是无济于事的，这样只会导致白人内在生命发生更悲惨的道德问题或思想问题。然而，假如白人不想使用自己聪明绝顶的发明摧毁自己的种族的话，他们早晚必须严肃考虑如何进行自我的教育。

不管白人最终的命运如何，我们至少可以举出一个既拥有原始性格的基本特征，而且其人从头到尾整体都照顾到，未曾稍有疏漏的文明来。印度文明及其心性和它的庙宇非常相似，印度庙宇的雕刻中，不管神圣野蛮，只要是众生的形形色色，它都搜罗殆尽，因为它代表整个宇宙。这就可以解释为什么印度看来如梦似幻。因为当我们被推回到无意识的状态时，我们发现此间的世界未分化，无文明，原始如初。这样的状态我们只能梦想及之，意识则势必排斥之。印度代表文明人的另一条途径，这条途径里没

①　（译注）人的全体性（whole man），荣格认为"全体"（wholeness，或译作完整）代表身心的健全（health），也是人格成长的目标。但由于意识的分化，往往会使得人格偏向发展。完整的人需要调和意识与无意识的关系，尤其后者中的"阴影"及"女性因素"方面更需要注意。

有压抑，没有暴力，没有理性主义。你可以在同一市镇、同一街衢、同一庙宇及同一里邻里面，看到文明发达至极的心灵与最原始的心灵同肩并列，两无嫌弃。在精神内涵最丰富的心灵创造物中，你可以辨识出活生生的原始性格的痕迹；而在褴褛半裸的文盲村夫的忧郁眼神中，你又可以读出无意识的冥契主义的真理。

我以上所说，只是想用以解释我所谓的"无思"（not-thinking）究竟是怎么回事。我可以坦然宣称：谢天谢地，幸亏有一种人未曾学习思考，而是一直体受他的思考。这种人不断将他的神祇转化成一种建立在本能上的形色思维。他抢救了他的神，他的神与他同活同在。你当然可以说这样的生活是非理性的，既丑恶又残忍，而且病死交替，可怜不堪。但这不多少也显示了充实圆满，带有深不可测的情念之美吗？确实，我们可以说印度人的逻辑理路相当可笑，当我们看到一些支离破碎的西方科学竟然可以和我们所谓的迷信（多浅见的想法！）携手并肩，和平共存时，很难不迷惑万端。印度人毫不介意表面上看来无法调解的矛盾同时存在，假如矛盾确实存在，那么，它只是此种思想本身一种特殊的质性，与人无关，因此人无需为它负责。思想是如其自如呈现的，不是人制造出来的。印度人并不想将大千世界的一切精微一一展现，他们只想朗照整全。他们当然不知道我们（西方人）可以将活生生的世界夹紧在两个概念之间，动弹不得。我们是否曾停下来想过：就在"概念"（concept）此一词汇本身里，即藏伏着多少征服者的意味（更不用说窃贼或强盗的观念了）？概念一词源自拉丁文的concipere，意指"彻底抓紧某物"，这就是我们理解世界的方法。但印度人的"思想"是视野的增进，而不是侵入并掠夺尚未征服的自然界。

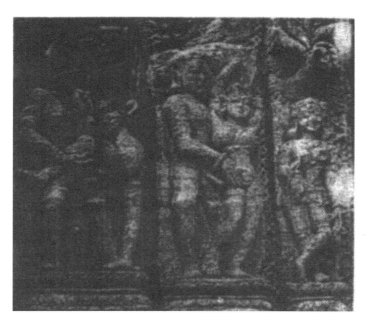

黑塔迷人的猥亵雕像。

假如你想学得无上法门，印度可以教导你。你不妨将自己包裹在道德优越感的大衣底下，走到科纳拉克（Konarak）①的黑塔，坐在遍布迷人的猥亵作品的壮丽废墟阴影中，细读慕瑞（Murray）编写的一本富有情趣的老书《印度手册》，这本书会告诉你看到这种令人扼腕的景象，要有怎样的震撼！它也告诉你进入庙宇的时间应当选择黄昏，因为在灯火照耀下，它们看起来会"更邪恶"，这多有趣呀！然后你应该仔细分析你的反应、感觉，以及思想，而且态度要尽可能地诚恳。这当然需要花费一些工夫，但假如你做得好的话，最终你还是会大有所获，对你自己以及一般的白人，都可以了解更多，这在其他地方可能都是闻所未闻的。如果你真能做到上述所说，印度之旅绝对会有启发，从心理学的观点来看，更是值得大肆鼓吹的——虽然它也可能令人极端头痛。

① （译注）科纳拉克（Konarak），孟加拉湾海滨的小镇，以太阳神殿出名。神殿因受海风侵蚀变成黑色，故有"黑塔"之称，神殿内的雕像多夸饰性爱。

第五章

印度的圣者 ①

---

① 此文为Heinrich Zimmer，Der Weg zum Selbst: *Lehre und Leben des indischen Heiligen Shri Ramana Maharshi aus Tiruvannamalai*（Zurich，1944）之序言，此书由荣格编成，内附此篇导论、荣格自己写的简单前言、阿柏格（Abegg）发出Zimmer 1944年死于纽约的讣闻，以及Zimmer自己替Shri Ramana Maharshi texts写的导言。此书共167页，由Zimmer从*Shri Ramanasramam Book Depot*（Tiruvannamalai，India）的英文出版品译成。

海恩·西玛尔（Heinrich Zimmer）[1] 长年以来对帖鲁旺那玛喇伊（Tiruvannamalai）[2] 地方的圣者非常关心。当我从印度归来时，他首先问我的，即是这位南印度的智慧长者的状况如何。我不晓得我未曾拜会希里·拉玛那（Shri Ramana），我这位朋友是否觉得我罪无可恕，或者难以理解。他对这位圣人的生平及思想如此热衷，因此，如换成他的话，他一定不会失去拜访他的机会。此事不足讶异，因为我了解西玛尔深入印度精神极远，他最强烈的渴望乃是（有生之年）能亲眼目睹印度。可惜，此事已经不可能实现。他唯一能够访问的机会在二次大战前夕永久失去了（指西玛尔受纳粹迫害亡命之事），但他对印度精神抱持的观感，反而因此更衬显得壮丽非凡。在我们合作的事业上，他引导我深入东洋灵魂深处，其洞见之珍贵，真是无价可拟。他不仅具有丰富的专业知识，更重要地，他能明确掌握住印度神话的意义与内涵。很不幸地，神灵钟爱不白之头，他竟然也逃脱不了英年早逝的命运。他留给

① （译注）海恩·西玛尔（Heinrich Zimmer），犹太裔德籍的印度学学者，海德堡大学教授。纳粹上台后，流亡美国，任教于哥伦比亚大学，对印度思想研究贡献甚大。

② （译注）帖鲁旺那玛喇伊，南印度马德拉斯附近地名，目前建有纪念Shri Ramana（1879—1950）的大道场。

我们的，乃是我们对一位跨越专业藩篱的英才倏尔消逝的悲恸，但我们如转向人类立场考量，又不得不庆幸他留给了我们"不朽的果实"此一礼物。

自洪荒世纪以来，一直有"圣者"传递印度神话与哲学的智慧。西洋的"圣者"一词事实上是无法表达东洋圣人的本性及外观的。印度的圣者是灵秀印度的体现者，在文献中，这样的人物我们屡见不鲜。这也难怪西玛尔会对最近、但也是最好的道成肉身的例子，亦即对化为希里·拉玛那形躯的人物那么着迷关怀。在这位瑜珈行者身上，他看到了真正的"雷司"（rishi）[①] 之化身。"雷司"是见道者，也是哲学家，他是传说中的人物，也是历史的人物，他可跨越任何的世代，再度显现。

一、印度风土之魔力

也许我应该访问希里·拉玛那，但假如有机会再度旅游印度，以便弥补我的疏漏的话，恐怕我的抉择仍然一样，我不会亲自拜访这位杰出挺秀的人士。尽管良机不再，但我相信我做的是合理的，因为我不相信他真的是独一无二、

---

① （译注）雷司（rishi），能得到圣灵感应、亲睹灵魂实相之人，能传达伟大的圣谕神训予世间凡夫的圣者。更尊敬的表达方式可说摩诃雷司（Maharishi）——大圣人之意。

举世无匹。他事实上是种典型，前已有之，后亦将有来者，职是之故，我根本没必要去探访他。只要在印度任何角落，不管在拉玛克里斯纳（Ramakrishna）[①]，在拉玛克里斯纳的门徒，在佛教的僧侣，或在印度日常生活中的芸芸众生里，我都可以看到他。他的智慧语言，事实上也是印度精神生活的一种"暗示"（sousentendu）。就这点意义而论，希里·拉玛那乃是印度大地土生土长的"人中之人"（hominum homo），是真正的"人子"[②]。他是种"真实"，真实之顶则是种"现象"。从欧洲人的眼光来看，这种现象是独一无二的，但在印度，他仅是白色向度上的一点白点（他的白所以还能被人提及，只因还有相当多的面相是黑的）。总而言之，在印度我们阅斯人阅斯事多矣，因此到头来，我们只希望能少看些。印度风土繁富，人种复杂，但却渴望彻底的单纯。此种单纯性也见于此，它渗入印度的精神生涯，如同愉悦的香气或曲调般。它遍地皆同，一体平铺，其相却又变化无穷，绝不单调。要了解此义，读读《奥义书》或佛陀的话语就够了。此处所闻，诸地皆闻。它出于万眼所唱，它现于万姿所显。任何村庄、任何乡道皆

---

① （译注）拉玛克里斯纳（Ramakrishna，1834—1886），印度近代哲学家、宗教家、印度教的改革者。

② （译注）人子，《新旧约》用语，荣格借来形容希里·拉玛那。

有枝干广分的大树，树荫底下，皆有人努力消灭自我，期使繁富变殊的世界沉没到"一多并起之同体存在"。这种基调在我耳旁反复出现，毫不造作。很快地，我已经无法摆脱它的咒力。随后，我绝对认定：没有人可以逾越此点，印度的圣人更不行。假如希里·拉玛那说出的话与这种曲调不能同唱，或者他宣称他懂的事物超出上述的论点的话，那么，他所领悟的一定是错的。因为如能与印度古调谐音，圣者就对了；如发出了别种曲调，他就错了。在炎热的印度南部，这种无力慵散、低音呢喃的论证特别适应其风土，所以我毫不懊悔竟然没有到帖鲁旺那玛喇伊地方参拜。

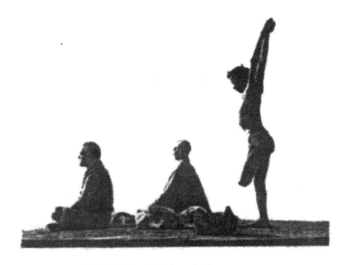

在印度任何地方皆有人力图消灭自我。

然而印度毕竟深不可测，我虽然不去寻找圣者，最后还是和他会面了，而且是按照一种很符合我个性的方式。在特拉凡科（Travancore）的首府特里凡得琅（Trivandrum），我巧遇一位圣者的门徒，他个子矮小，谦冲自抑，社会地位可视同小学教师，他老是让我想起亚历山大的鞋匠，印象极为清晰。在阿纳托尔·法朗士（Anatole France）[1] 的小说中，此鞋匠被天使派遣至圣安东尼（St.Anthony）[2] 处，他被视为一位比圣安东尼还要伟大的圣人典型。我们这位矮小的圣人也像鞋匠一样，有无数的小孩需要奉养，尤其为了长子的教育，他的牺牲更大（圣者是否一定聪慧，反过来说，智者是否一定是圣人，此事大大可疑，但此处我无意检讨这两个息息相关的问题）。但不管怎么说，在这位谦冲和气、虔诚仿如幼童的灵魂身上，我遇见了一位全身奉献，吸收智者智慧的人。不仅如此，除了智慧与圣洁外，他还在生活中"将俗世吞食净尽"，这点已超越了他的老师。我深怀感激，庆幸能与他会面，我相信不可能会有再好的事情降临到我头上来了。对我来说，通体智慧或通体圣洁的人一如罕见的蜥蜴之骨骼，

---

① 　（译注）阿纳托尔·法朗士（Anatole France，1844—1924），法国作家、文学评论家、社会活动家。

② 　（译注）圣安东尼（St.Anthony，251—356），埃及修士，基督教修道院最早的创立者。

他最多只会引起我的兴趣，却根本无法让我感动流泪。相反的，在超越无明的泛我存在与扎根黝黑大地的人性弱点间的失调矛盾，却可吸引住我。印度永恒不变的万古基调，总是在继续编织网幕或将之劈裂的矛盾间来回演唱，此事最是吸引人。人到底如何才能够看见无影之光？能够听见无声之默？能够获得无愚之智？不管怎么说，圣之体验应当是最辛酸苦劳的一种体验。与我会面的这位人士，感谢上天，仅是位小号的圣者，他不是耸立在黑暗深渊上的耀眼尖峰，也不是生就戏弄自然的可敬可惊的异种别产。他仅能将智慧、圣洁与人性合为一炉，协调共生，使彼此间愉悦欣喜，和平丰饶，相忍相让。不纠葛限制，不彰显特别，不怪异引人，也不大声以色，更无需传递特别的讯息。但就在海风轻拂，椰叶摇晃，轻柔呢喃中，具体朗现了年代悠久的古文明。他已在幻影幢幢之存在中发现"意义"，在束缚中发现解放，在败北中发现胜利。

纯白无瑕的智慧与纯白无瑕的圣洁，恐怕只有在文献上才可见到，也只有在那里，它们的声名才不会受到挑衅。《道德经》里，老子言语奥妙，精彩绝伦。但老子在山坡西侧与舞蹈少女共庆暮年生命，大概就不足为训了①。尤其令人难堪的，大概就是一般人容易忽略的"纯白无瑕"的圣

---

① （译注）以上描述老子的话语，不知出自哪本典籍，《道德经》里大概找不到。

人躯体——假如我们相信美是上帝最巧妙的产物时，事情就很明显了。

二、生命中"自我"与"自己"之矛盾

希里·拉玛那的思想读起来很漂亮，在他那里我们看到的是纯粹印度式的风格：永恒的呼吸，排斥世界，也被世界排斥。它是各个时代里的歌谣，它如同夏夜的蟋蟀鸣声，反响着万物之音。这种曲调建立在单一的伟大主题上，虽然它的单一性质常被五彩缤纷的千种反光掩盖住，但事实上它是印度精神的永恒愉悦，亘古未断，绝不疲怠。它最年轻的化身，即是希里·拉玛那本人。这种曲调是种戏剧性的对照，对照的一方是"阿汗卡拉"（ahamkara，我执或自我意识），另一方是我执紧紧系住的本我（阿特曼atman或称无我）。圣者也称阿特曼为"我之我"，此称呼甚有理趣，因为本我确实在体验中被视为主体之主体，亦即被视为自我真正的来源及操控者。但自我反过来也一直想消纳本我赋予它的自主性，并占为己有，这种（错误的）努力始终持续不断地进行着。

西洋人对这种冲突不会不了解：只是对他们而言，冲突乃是人与上帝的关系。现代的印度人已大大地采纳欧洲人的语言习惯，因此，"本我"或"阿特曼"基本上被视为

等同"上帝",就我个人的亲身经验所知,确实是有这种现象。然而,西洋人提出的对立关系是"人与上帝",印度人刚好相反,他们的对应方式乃是"自我与本我"。与"人"的概念对照之下,"自我"明显地是种心理学的概念,"本我"亦然——我是说假如用"我们的"思路判断的话。职是之故,我们往往倾向于设定:在印度,"人与上帝"的形而上学命题已被转移到心理学的层面。可是我们如再仔细观察后,即可真相大白,发现事情并不是这样,因为印度人"自我"与"本我"的观念并不是真正的心理学的性质,我们可以理直气壮地说:它与我们"人与上帝"的性质并没有两样,它同样也是形而上学的。印度人缺少知识论的观点,就像我们宗教语言里的情况一样。换言之,他们仍处在"前康德"的阶段。因此,我们如从认识批判眼光见到的诸种错综复杂的关系,亦即形而上的存在与形而下的存在,或超越的与人类经验之相互否定的关系,类此种种,在印度是不被人知的。但在这点上,我们西洋人事实上是更无知的。此外,如谈及印度所谓的"自己"一词,我们发现他们认定"自己"是种事实,它就是这样的存在,这样的概念事实上也是"前心理学的"(pre-psychological)。心理学就不能这样做,我们且不管心理学意味着什么,但它不能否认人会有戏剧性的冲突,波涌起伏,因此,尽管它对"自己"为何仍不甚了了,可是它对内心世界之贫乏或富裕，终究仍保有发言的权力。进一步言之，我们虽然对自己独特及矛盾的性格极为熟稔，可是我们也意识到下列事实：此即借着我们手头能够利用的少数手段，我们尝试辨认出本质上仍属朦胧未知的某物，而且我们希望能够用心灵结构的方式表现它。只是此结构如与已知部分的性质相较，两者可能仍旧不太相称。

这种认识论上的限制使得我们对我们所谓的"本我"或"上帝"这些语词，远远保持距离。"本我＝上帝"这个恒等式震慑住了欧洲人。但正如希里·拉玛那及其他诸人显示出来的，这是种独特的东洋洞见，心理学在此除了承认它根本毫无能力分判两者外，不能妄赞一语。心理学观点能够派得上用场的，仅是先确认本来的"自己"此一经验事实展现出来的宗教的诸种征候，以及在"神"的名目下相结合的诸种体验语言的领域。虽然宗教昂奋（凭依）的现象远超出知识论批评所能企及的范围——这种特色也见于所有情念的表现——但人因渴求认知这样的现象，所以常不免我执我固，冥顽不灵，甚至绝对坚持"反抗神的"或"恶魔"般的信念。这种思考方式对具有思考能力的人而言，到底是得是失，当然是个问题。总之，早晚他的理智会和紧紧系缚着他的情念对上，为了了解究竟发生何事，他会力求从纠结缠绕的情念中脱身出来，如果此人行事慎重，意识清醒的话，他将会不断发现：至少他某部分的经验是人为的解释。这样的解释是有限的，就如同罗耀拉的例子一般。当他在幻视中乍见多眼蛇时，最初将它看作神圣的源泉，随后则改正过来，将它视为恶魔的起源。（参见《约翰一书》第四章第一节："不要相信任何的灵，要先试试它，看它是否为上帝的。"）对印度人来说，作为灵魂根源的"自己"与神一般无二，因此，当人存在于"自己"当中时，他不仅是包容在神之中，而且，现实上他就是神。希里·拉玛那在这点上，阐释得相当明快，无疑地，人神等同也是一种解释。同样地，将"自己"视为最高善，是一切希求渴望的目标，这也依然是种解释——虽然这种经验现象的特点是先验的，也是任何宗教昂奋（凭依）现象不可或缺的构成因素，但这无碍于批判的知性会对这种心灵特性之正当性提出质疑。对于这样的质疑，知性要如何解答，很难看得透，因为知性完全缺乏此方面的必备标准。任何可以解答的标准反过头来，还是会被批评，人们会质问其正当性何在。所以我们此处唯一能决定的，乃是心灵事实在此占有极大的优势这点而已。

三、因修行而形成的人格状态

东洋修行的目标与西洋冥契主义的目标相同，两者都想将重力的中心从自我往自己移，从人往神的方向动。这也就意味着自我在自己中，或人在神中消灭。希里·拉玛那实际上如不是或多或少已经吸纳到"自己"当中去，要不然就是他极为努力，持懈不断，想将他的自我在本来面目中的"自己"里消绝掉。罗耀拉在《灵操》一书里，也显现了类似的努力，他要将人"固有的所有物"，亦即人的自我存在，尽其所能，从属于基督。与希里·拉玛那同代的一位前辈拉玛克里斯纳对于"自己"的关系，也怀着类似的态度，只是在他的个案里，自我与自己间的矛盾更显突出罢了。希里·拉玛那虽然对他的弟子强调消灭自我是精神努力的本来目标，但对他们世俗的职业仍抱着"理解"的宽容态度。在这方面，拉玛克里斯纳则迟疑多了，他说道："只要依附在自我之上的探究依然存在，智慧与解脱皆不可能，生生死死永无了期[①]。"同时，他也承认"我执"（ahamkara）的命运极为顽强："能达到三昧境界，解脱自我的人极少极少……我们也许可以毁灭他一千次，但'我'的意识还是会再度回来。今天你可以砍掉无花果树的枝干，明天你会发现新芽仍在茁壮生长[②]。"最后，他甚至暗示自我是毁灭不了的，他说："如果'我'的意识挥之不去，那么，就让它留下，充当上帝之仆好了[③]。"和这种对自我的

---

① 参见 *Worte des Ramakrishna*，ed.by Emma von Pelet，p.77。

② 参见 *The Gospel of Ramakrishna*，p.56。

③ 参见 *The Gospel of Ramakrishna*，p.56。

让步相较之下，希里·拉玛那绝对是比较激进，如果用印度的传统来看的话，当然又是比较保守。两人中，拉玛克里斯纳虽然较为年长，但反而较为现代，这应当是他受西洋精神的影响远深于希里·拉玛那所致。

我们可以设想"自己"乃是整体心灵——亦即全体意识与无意识——的本质，因为它表现出来的，"确确实实"如同心灵发展所欲达成的目标，这不是任何有意的期许、或意见揣测所能拟议的。"自己"总是落在一种历程之中，它的内容主题也是在此历程中形成的，其范围远超出意识的藩篱之外。唯有经过长时期的作用影响，我们才有可能感觉其存在。对这种自然的过程抱着反省的态度后，我们不免会开始对某些事情感到怀疑，因此，从一开始就会将"自己＝上帝"此一公式排除在外。因为这种公式显现自我溶解在"阿特曼"（atman 我）^①中，这是宗教及伦理的唯一目标，它体现在希里·拉玛那的生涯与思想中。在基督教冥契主义里，情况亦然，不同的只是词语上有出入而已。此公式施行的结果，必然会贬抑生理的与心理的人性，

---

① （译注）阿特曼（atman 我），梵文音译，原意为呼吸。婆罗门教和印度教使用其语，将其意引申为"个体灵魂"（"生命我"）和"世界灵魂"（"大我"）或"宇宙统一的原理"。佛教亦用其语，转义为"生命""自己"。通常"我"可分成"人我""法我"两种。

亦即贬抑活生生的躯体及"阿汗卡拉"（ahamkara 我执），并想将它毁灭；对于人之灵性，则大加赞扬。希里·拉玛那因此称呼他自己的身体为"这片土块"。但我们如果不取上述途径，而批判性地考虑人类经验是那么的错综复杂（情念的因素加上解释的因素），我们恐怕不得不承认：自我的意识还是很重要。而且也不得不承认：没有阿汗卡拉此种身躯，绝对不可能有人可以主宰任何发生的事物；没有和被说成"土块"（身躯）相连在一起的圣者之个别性自我（这不是极端明显吗？），也就没有所谓的希里·拉玛那可言。纵使我们同意希里·拉玛那的话：他确实已达到无自我的境界。但只要阿特曼此种自我一说话，我们知道这依然是意识的心灵构造与身体相合后，语言的沟通才有可能。生理的、心理的人性确实麻烦无比，但没有了它，"自己"将会空无一物，正如安迪斯·斯留修司（Angelus Silesius）早已说过的：

> 我知道若没有了我，
>
> 上帝片刻难活，
>
> 我若逝世，他也将消失。

"自己"内部具有与目标类似的性质，要朗现此种目标，诚如前文业已说过的，不能依赖意识的参与。完成目标的冲动是无从被否决的，其情况就像我们不能否决自己的自我意识一样。但人的自我意识也常会专横地提出自己的主张，而且往往或明或暗地反对不断流转的自我之需求。实际上，"自己"可以说毫无例外地，老是处在一连串无休无止的折衷协调之间。意识我与自己苦心孤诣，力求维持天平的平衡——假如一切都顺遂的话，也许可以做到。而任何一端如果摆得太过的话，通常会被视为"不能再进行下去了"。当然，"极端"之事如果发生得极为自然，本身也不坏。我们只要了解它们的意义，善加使用的话，它们也会给我们足够的机会去实行它们的，这真值得我们庆贺。在我们这些人当中，有极少数的人与世隔绝，超脱事外，他们往往禀赋奇绝，意识的幅域比我们常人来得丰富，也来得广——但这只限于他们反省的能力没有瘫痪时才谈得上。因为宗教的卷热（凭依）或许出自神恩，但也可能来自地狱里的恶魔。即使意识的云彩可以达到最高的目的，一如在我们的掌握之中，但随之而来的，不免是狂妄自大，腐败自然随着产生。我们唯一可靠且持久不变的收获物乃是可持续增高、可持续增广的反省能力。

有关的陈腔滥调且先不论，但很不幸地，没有任何的哲学命题或心理学命题不会立刻逆转回去的。因此，反省之为物，它如不能在一切混沌、诸种极端中站稳脚步，而视自身为自足的目的，那么，它也只是一种限制而已，这就如同纯粹的动能本身只会导向疯狂一样。任何事物如要存在，一定都需要有它的对立面，否则，一定流于空虚梦幻，一无所有。"自我"需要"自己"，反之亦然。这两者的变化关系，东洋人探讨之多，体验之深，远非西洋人所能望其项背。东洋哲学虽然与我们的极不相同，但对我们来说，依旧是笔难以估量的宝藏。但是，"想要拥有它，必须先努力求得它"。西玛尔以传神之译笔，借着笔端，传递给我们希里·拉玛那的话语。在这份最后的礼物的译文中，再度融合了印度精神世世代代储存的最高智慧，以及圣者个人的生涯及志业。这也显现印度民族想要再度解放"根源"时，其努力是艰苦卓绝，勇猛精进的。注意：我之所以言及"再度"，乃因印度已跨迈步伐，注定要成为一个国家，也成为世界民族共同体里的成员。而世界诸民族的指导原则除了与世隔绝、心灵宁谧这点没有外，从来就是无奇不有、无物不包的。

四、东洋传统的借鉴

东洋民族今日正面临它们的精神价值急速崩坏的威胁，而取代这些精神价值的，却谈不上是西洋精神里所产生的最优良产物。从这种角度出发，我们可以说：拉玛克里斯纳与希里·拉玛那可视同现代的先知，这两人和他们民族间的关系，就像旧约里的先知和他们"不信神"的以色列子民一样，都扮演一种"补其不足"的角色。他们不但呼吁他们的同胞要记住自己源远流长的精神文化，他们还将此文化体现出来，成为一种发人深省的警告标记，以免在新奇的西洋文明带来的物质性技术以及商业的俗世追求中，忘记了灵魂的追求。目前正腐蚀西洋人心灵的，乃是人们在政治上、社会上以及知识上不遗余力地追求权力，拼命扩张，贪婪攫取，永不满足。这种情况也流传到东方来，其势莫之能遏，其后果亦无从衡量。不仅印度如此，连中国亦不能免，以前灵魂赖之以生或极力追求的东西，现在许多已消灭得无影无踪。文明的外在化确实一方面除去了许多灾害——除去这些灾害似乎符合人民的期望，对人民非常有利——但根据经验所示，只要顺着此步骤再向前发展，我们往往也要付出丧失精神文化的可观代价。我们如能生活在一装备齐全、卫浴设施良好的房子，无疑地会非常愉快。但这依然没有解决如下的问题：房子的住者到底是"谁"？也没有回答：他的灵魂是否也享受到同样的秩序井然，清净不染，一如他的房子对他的外在生活所展示的一样？兴趣完全外显的人永远不会满足所谓的基本需求，他永远不断追求更多更好的东西，但由于他的成见使然，他所追求的这些东西永远是在他之外。他忽略了：纵使他的生活表面上看来很成功，他的内心里却依然不变。因此，假如他拥有一辆车子，而多数人却有两辆，他就会因贫困不已而懊悔莫名。无可否认地，人的外在生涯可以日趋改善，渐臻完美，但如果内在之我不能与之并驾齐驱的话，这些事物即毫无意义可言。满足"必需品"，确实是幸福的源泉，其价值无法衡量。但假如内在之我从此出发，不断要求，我们可以说：绝没有任何外在的财物可以满足此种要求。当人在追求现世的荣光之际，这样的声音越少听见，内在之我越会变成当下的生活情境里无法言喻的不幸及无法理解的失意之泉源，与原初预期的结果南辕北辙。生命的外在化一变而为无可救药的苦痛，人竟然不能理解：为何他受苦的原因是出自他自己。没有人对他的永不满足有过一丝一毫的怀疑，反而认为这是他合法的权利。他从来没有想过：这种世俗的精神食粮如片面发展的话，及乎极至，必然会严重扰乱均衡。这就是西洋人之病，他们贪婪攫取，冒进不已，除非全世界皆已受其贪欲波及，否则，他们是不会定下来休息的。

东洋的智慧与神秘虽然以它们固有的语言表露出来，无法模拟，但对我们而言，可称道者依然不少。它们提醒我们：我们文化里面原本也拥有类似的东西，可是后来却给忘了。它们也提醒我们注意内在自我的命运——我们早就将它搁置一旁，视同无足轻重。希里·拉玛那一生的言行不仅对印度人意义非凡，对西洋人其实也很重要。它们不是"个人的断烂朝报"，对人类而言，它们显示一种警讯，警告我们正面临沦陷在麻木无觉与凌乱失序的混沌当中。从深层的意义来看，西玛尔最后的著作可视为一种证言，它告诉我们当代印度先知一生的志业，当我们尝试解决心灵转换的问题时，这位先知可被视为一种典范，他感人至深，这绝不是偶然的。

第六章

试论《涅槃道大手印瑜珈法要》①

① （编者按）本文在1939年用英文写成，以 *The Tibetan Book of the Great Liberation* 之名发行，原文是藏语，翻译出诸众手，但由W.Y.Evans-Wentz编辑而成（London and New York, 1954），pp.29–94，本评论在此重刊，间有小更动。（译注）此书有题为三密弟子光明心的中译本，此书收入蓝吉富编《大藏经补编》册10，华宇出版社。

一、东西方思维的差异

■ 现代的哲学与心理学

伊凡斯－温兹博士希望我对于一本解析东方"心理学"的典籍，稍作评述。我在此使用了引号，表示这个词语如此使用大有可疑。我们所说的心理学，在东方并没有与此相近的东西，但哲学与形而上学则有，这点是必须先加以说明的。作为近代心理学之母的批判哲学[①]，对东方和对中世纪欧洲来说，都极为陌生。东方所用的"心灵"这个语汇，带有形而上学的含义，而我们西方从中世纪以来，心灵的概念早已失去此种内涵，它目前只指涉一种"心理的功能"。尽管我们既不知道，也不想知道"灵魂"（psyche）为何，但我们却可处理"心灵"（mind）的现象。我们不认为心灵是个形而上的实体，也不认为在个人心灵与假设的宇宙心灵间，有任何的关联，职是之故，我们的心理学仅是种现象的学科，没有任何形而上的意味。西方哲学最近两世纪来的发展，已成功地将心灵孤立在其

---

　　①　（译注）指康德的批判哲学，康德批判了中世纪以来的形而上学及神学，认为这些传统的说法都靠不住。

本位，并切断其与宇宙合一的原始状态。人已经不再是小周天，已非宇宙之最灵，他的"灵魂"（anima）也不复为同体的"微质"（scintilla），换言之，也就不再是"世界灵魂"（anima mundi）的火花①。

在此状况下，假如有心理学将所有形而上的论断视同心理的现象，认为它们是关于心灵及其结构的叙述，而且这些终极说来，都只是从某种不自觉的性向导引出来的，它不必考虑这些到底是否可靠，或者甚至于是否可能建立形而上的真理。在理智上，我们毫无办法确认上述这种态度是对或错，我们仅知道毫无证据，也毫无可能证明形而上的设准，如"宇宙心灵"等是否有效。假如有人宣称宇宙心灵存在的话，我们相信这只是表现某一陈述，我们不会因此而认为宇宙心灵的存在已被证实了。我们这样的推理一无可击，当然同样也无证据足以证实我们的结论终究是对的——换言之，也许我们的心灵不是他物，它就是宇宙心灵可以感知的展现。但是，我们仍不知道，我们甚至无从明了，到底如何去辨识它的对错。所以心理学主张：

① （译注）世界灵魂（anima mundi，world soul），哲学与宗教词语，意指一种普遍的精神或灵魂，它具有连结一切的有机性法则。西洋哲学中，柏拉图首度提及世界灵魂与世界的关系就像人的灵魂与躯体的关系一样。东洋思想中虽然没有anima mundi一词，但印度教的Brahman、中国的"道"，其作用皆近似之。

心灵不能建立或肯定任何超越自己以外的事。

然而，假如我们接受强加在我们心灵能力上的限制，我们即赞成了我们的常识。我认为这样的牺牲太大，因为此后我们即得告别奇异的世界——此中心灵所创造的事事物物可在此游焉息焉。这是种初民的世界，在这世界中甚至连无生命的物体都具有鲜活、灵疗的魔力，经由此魔力，它们可以参与我们的行列，我们也可以参与进去。可是，早晚我们终会了解，它们的潜能事实上就是我们的，它们的意义也是我们投射上去的。知识论是最近才从人类的儿童期——也就是从心灵所创造的人物遍布于形而上的天堂与地狱间的世界——踏出的一步。

■ 近代西洋中宗教与科学唯物论的对立

尽管在知识论上，招来这样的批评是免不了的，可是，我们已紧紧抓住我们的宗教信仰不放，认为信仰可使人认识上帝。西方因此出现了一种新的病症：科学与宗教间的冲突。由于建基在错误的判断上，批判的科学哲学无意间也带有形而上学的性质——换言之，也就是唯物论的性质。因物质在此被认定为可感知、可辨识的实在，但这根本上是彻头彻尾的形而上学概念，由无批判能力的心灵所假设出来的。物质就是个设准，当你说物质时，你事实上就是在为未知的某物创造一象征，你如将这未知的某物说成"精神"或其他事物，也未尝不可，它甚至可说成上帝。另一方面，宗教信仰却拒绝放弃它前批判时期的世界观，此时信徒已违反耶稣的训旨，因为他们宁愿"滞留"在儿童期，而不愿做到"如同"儿童般，他们就攀挂在儿童期的天地里。有位著名的现代神学家，在他的自传里即坦承："从儿童时候开始"，耶稣已是他的好友。耶稣是个最佳的典范，他所宣导的东西，与其祖先的宗教大不相同。但模仿基督的人 [1]，却不模仿他在心智与精神上的牺牲——在他生涯的初期，必须如此经历过，否则，他永不能成为一位救世主。

科学与宗教的冲突，事实上是对双方面的误解。科学唯物论者只是引进了一种新的假设观点，而这可说是种理智的罪恶，它给实在的终极法则贴上另一种名称，认为如此即创造了一种新的东西，而摧毁了旧物。然而，不管你称呼存在的法则为"上帝""物质""能量"，或者任何你喜欢的东西，你事实上只是变换了一种象征而已，了无新意。唯物论者从根本上看，反而是个形而上学家；反过来说，信仰却只想奠基于情绪，停留在原始的心态上面，它不愿放弃与人为依托的影象间原始而幼稚的关系，它仍想

① （译注）《模仿基督》（ *De Imitatio Christi* ），成于15世纪的一本宗教灵修书，内容倡导与耶稣作灵性的交往，并批判自己，否定世俗，以寻得内心安宁为主旨。

在强而有力、负责和蔼的双亲之庇荫下，续享安全可靠的生活。信仰可以牺牲理智（假如有理智可供牺牲的话），但绝不牺牲情感。为此之故，信仰者总"滞留"在儿童时代，而不是"如同"儿童一般，他们从来没有重获他们的生命，因为他们从来也没有失去过它。尤有甚者，由于它总是拒绝共享我们这时代精神发展的成果，因此难免与科学冲突，而自处于孤陋的情境中。

所有诚恳的思想家都必须承认：任何形而上学的立场都是靠不住的，所有的教条则更不可靠。他同样也得承认：凡是形而上学的命题，皆很难证成，毫无证据显示人类的心灵可以因一线之助而超拔上达，换言之，要建立任何超越的理论，是很难找到可靠的佐证的，人必须面对此种事实。

认知是人类的一种心理机能，但如果推广太过，超出应有的领域的话，很容易将主观的心态往外投射。唯物论即是对以上这种理解的反动，但它的反动，乃是种"形而上学"的反动，因为只受过一般哲学教育的人，看不出其间隐含的假设，不晓得"物质"也只是对终极法则的另一名称而已。信仰的态度与之对反，但却显示一般人极不愿接受哲学的批判；同时也透露了：人如何担忧从童稚期的安定可靠中游离出来后，会掉进陌生不定，由与人无涉的力量所统治之世界中。以上两种情况，对现状其实都是一无改变，人与环境终是依旧。人应当了解：他被深锁在其心扉中，难以跨越一步，即使心神失常时亦然；人也该了解：他的世界或他的诸神的呈现，大抵是由他自己的心境而来的。

■ 心灵潜在结构之无意识

首先要注意的是，我们所宣称的任何形而上学的问题，都要由我们心灵的结构负责，这点我老早就指出了。我们也当了解，理智不是限于自身内的实体，也不是独立自足的心理机能，而是依赖在精神整体状况上（那包含意识与无意识全体）的一种精神的功用。哲学的陈述是生活在某种时间、某种空间之下，某种人格的产物，它不是纯粹逻辑的与人无关的程序所推演的结果。在此范围内，它基本上是主观的，它是否具有客观的有效性，要依赖思辨模式与之相同的人数之多少来定。经由知识论的批评，人常将自己孤立在其心灵之内，如此自然会招来心理学的批评。这种批评在哲学家当中并不常见，因为他们常将哲学性之理智视为完美而绝对的哲学工具。但事实上他们的理智是种功能，它除了受到环境的影响外，仍要奠基在个人的精神上面，受到各种主观心境因素的制约。无疑地，我们已经非常习惯下面的观点："心灵"业已完全失去其普遍性，它只成了个人的事情，往日身为理性神灵（anima rationlis）所具有的宇宙性之层面，已难再觅其痕迹。今日所理解的心灵是主观的，甚或是独断的，既然以前所假设的"普遍理念"，已转化为心理的法则，我们同样地也可明了：我们对所谓的实在之任何经验，事实上都是精神的，凡是可想、可感、可知觉到的，全是精神的意象，我们能产生意象之处，也就是世界存在之处。我们深知我们都是囚于精神之内，为其所限，因此我们也准备承认其间是有我们所不能确知的因素，我们称之为"无意识"。

职是之故，心灵仿若普遍而又具有形而上性质的层面，这种说法的效力乃大为削弱，心灵缩减至个人意识的狭隘圈子，其主观性几乎一无限制，其产生幻象与主观投射的倾向，又仿若婴孩，极为古怪。很多科学心态较强的人，因畏惧肆无忌惮的主观主义，因此宁可牺牲掉他们宗教与哲学的支柱。与我们脉搏的血液一齐振动，与我们的呼吸共同呼吸的世界丧失了，为了弥补此种损失，我们代之以对"事实"的渴望——崇山峻岭般的事实，远超过任何人所能观察的范围之外。我们由衷期待事实逐渐的累积，可以构成整体的意义。但没有人敢确定可以如此，因为没有人的头脑足以理解这种庞大的全体知识，事实埋葬了我们，谁胆敢尝试，必然要付出代价，问心有愧——这种结果是免不了的，因为他立刻会被事实绊倒。

■ 东洋宗教里的心灵观念

西方的心理学将心灵视作精神的一种心理功能，它是个人的一种"心态"（mentality），超个体的宇宙心灵仍只能在哲学的领域里面碰到，它仿若初民"灵魂"观念的遗骸。我描述的这种西方概念的图像也许有些戏剧化，但我相信与事实不会相去太远。无论如何，只要我们一与东方的心态接触，事情即一目了然。在东方，心灵是宇宙性的，是存在的本质；在西方，我们却开始认为它是认知的基本条件，也就是视世界为认知性的存在之基本条件。在东方，宗教与科学间毫无冲突，因为在彼处，没有一门科学是奠基于对事实狂热地追求；而宗教也不会仅建立在信仰上面，那里有的是宗教性的认知，以及认知性的宗教 ①。在我们这里，人无比地渺小，上帝的恩宠则布满一切；可是在东方，人即为上帝，人靠自力救赎。西藏喇嘛教的诸神，其性质都是虚幻的，都是心灵往外投射的产物，然而他们确实存在；对我们而言，虚幻永远是种虚幻，毕竟一无所有。依照我们的观点，思想本身并非实体，我们待它如待空无，此观点虽然吊诡，却是事实。即使思想本身是真的，我们仍然坚持只有经由它形构出来的事实，它才得以存在。我们借助此种变幻莫测，却不实存的思想，能造出最恐怖的

---

① 我当然不把现代化后的东方计算在内。

事实，比如说原子弹。然而如果有人认为人可以确立思想本身是个实体，我们大概会认为此种想法荒谬绝伦，无以复加。

"精神的实体"就如同"精神""心灵"的概念一样，很容易引起争议。后两者有人认为指的是意识及其内容；有些人则认为"阴暗"或"下意识"面也不妨包括在内。精神的领域中，有些人将本能囊括进去；有些人则将之排除出去；但绝大部分的人都认为精神是脑细胞生化作用的结果；也有少数人认为由于有了神经，皮层细胞的功能才能发挥作用；另外一些人则相信"生命"即是精神，但只有极不显眼的少数人才将精神的现象视作存在的范畴，并下了必要的结论。以上种种说法真是矛盾得可以，因为精神乃是存在的范畴，也是所有存在物不可或缺的必备条件，它居然会被视同若有若无看待。精神的存在其实才是唯一的存在之范畴，我们由此获得"直接的"知识，因为舍除精神的意象外，我们其他一无可知，毕竟只有精神的存在才是可直接验证的。我们甚至可说：世界如果不显现为精神意象的形式，它实质上就是不存在的。这是个事实，但除了叔本华哲学等少数特例外，西方还不能充分了解，而叔本华业已受过佛教及奥义书的影响。

■ 东洋的内向性与西洋的外向性

即使对东方思想的认识极其浅薄的人，也足以看出在东西方之间，有根本的差异。东方乃奠基于精神的实体上，换言之，也就是奠基在把精神视为存在主要且唯一的条件之上。东方这种认识，如此看来，仿若是心理学或气质的事实，而不是哲学推理的结果，这是种典型的内向型的观点，相形之下，西方人的观点则是典型的外向型的[①]。大家都知道内向、外向是种气质的，甚或是种体质的态度，正常情况下其表现是不能意识到的。在少数特例中，它们也许可以故意流露出来，但也只有在很特殊的情况下，才有可能。内向可以说是东方的"格调"——假如可以如此称呼的话——这种态度是习惯性的、集体性的；西方的"格调"自然是外向的。内向在此处给人的感觉是异常的、病态的，理当反对，弗洛伊德即认为这是种带着性欲的心灵的自我陶醉，他在此方面的立场，和现代德国国家社会主义的哲学一样，都是抱着否定的态度，后者指控内向性格违背了团体的情感。可是在东方却不然，我们珍惜不已的外向性格，被贬为虚幻的追求，认为它仍受困于轮回的流转，而且是导致世界之苦的因果轮回之本质[②]。任何人如已

---

① 参见 *Psychological Types*，pp.19–34。

② 参见 *Samyutta-nikaya 12*，*Nidana-samyutta*。

实际了解内外向间彼此互为贬抑对方的价值，即可知道东西方在立足点上的情绪之冲突。稍微理解欧洲哲学史的人，可以看到从柏拉图以后，对于"共相"的问题争执不休[①]，此一例证颇堪启发。我无意对内外向的冲突加以调解，但我必须指出此一问题的宗教含义。西方基督教认为人必须完全仰赖上帝的恩宠，至少也要仰赖教会。因为教会是这个世界上人要求救赎时唯一可靠的、而且是神圣化的工具。东方却坚持道：人要超拔，自己是唯一可靠的因素，因为他们相信"自我的解脱"。

宗教的观点总是会展现基本的心理倾向及其特殊的识见，即使人们已忘记，或根本未曾听过自己的宗教，情况仍是如此。不管怎么说，西方彻底是基督教式的——就其心理所关怀的层面而言是如此。铁尔图林（Tertullian）[②]说"天生基督徒的灵魂"，对西方而言，确是铁证如山——可是，不是他所主张的宗教之意义，而是心理之意义。恩宠只能来自别处，从外而至，此外的观点皆是异端。由此不难理解：何以西方对人类的精神评价甚低，任何人如胆

---

①　中世纪后期唯名论（nominalism）与唯实论（realism）之争甚为激烈。前者认为概念是名称而已，因此重外在经验，后者认为概念是种实体，因此重内在经验。

②　铁尔图林（Tertullian），古代罗马教会教父，强调基督宗教与希腊哲学间有很大的差异。

敢在精神与上帝之概念间稍事联系的话，"心理主义"之罪名即不胫而走，或者即被视为患有病态之"冥契主义"的嫌疑。东方则不然，他们能同情也能容忍"低级的"精神发展阶段。在此阶段中，人由于无明偏执，不识业力，因此深受罪恶困扰，也为信仰诸神的想象所折磨。然而人如能深入实相，即可了知这些神祇根本是虚妄迷障，由观者未悟的主灵所编织成的而已。职是之故，精神越发显得重要，它是遍穿一切的气息，是佛性，是如来藏自性清净心，是太一，是法身。万有源自于它，万殊复归于它。这是最根源的识见，它贯穿东方人一切的一切，不管他们所主张的信条为何，这种识见总切进他们所有思想、感觉与行为的深处。

同样地，西方人总是基督徒性质的，不管他隶属的基督教派为何，皆是如此。对他们说来，人极为渺小，濒于空无，而且诚如祈克果所说的："在上帝面前，人一无是处。"经由恐惧、悔恨、信守、奉献、自贬、善行以及礼赞，乃取得千钧之力，只是此力量不在其身，而是截然外在（wholly other）。它是唯一的实体，极端完美，超出人力之外[①]。假如你对此种想法稍予转移，以其他的力量代替上帝，比如说世界或金钱，你即可了解西方人的完整形象：

---

① （编者按）参见Otto，*The Idea of the Holy*，p.26。

在追求此世的种种，如财产、健康、知识、技术控制、公共福利、政治权力、征服事物等等时，表现出贪婪无礼、恐惧自贬、干求冒进等等的心态。我们这一代势力最大的群众运动为何？恐怕就是尝试攫取他人钱财，并保护自己不为外人所攫取的运动吧！心灵勉力锻塑自己，使适合各种的"主义"，以隐藏自己想要剽夺更多财富的动机。我无意讨论东方人如果遗忘了自己佛性的理想，其结果将会怎么演变，因我不想以西方人的成见妄加批评一番。但我不得不提出下面的问题：如果双方互相效法对方的观点，是否可行？然而，两者之间的差异既然如此巨大，我们实在找不出可行之道，你不能混合水火，东方人的态度常会吓着西方人，反之亦然。你不可能是个好的基督教徒，又想自行救赎；你也不可能又成佛，又要礼拜上帝。最好还是坦然承受冲突吧，因为这里只能容许一种非理性的解决方式。

■ 在东西相会的现代世界中如何相处

时运流转，西方对东方特殊的精神意识，无可避免地会日渐熟稔。如想贬视之，或者想在深渊上强搭虚妄不实、危殆不安的桥梁，都是无用的。不要想以基督徒模仿基督的方式，借着强迫的心态，去诚心学习东方精神的修炼法门，并仿效他们。我们如果能在无意识中，找出与东方精

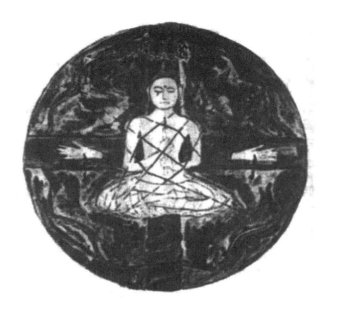

东西洋相会，如何才能圆满结合？荣格的病患透过
绘画表达内心的盼望。

神的指导法则相似的内向型倾向，可能会更为切要。如此，
我们将可运用我们自己的方法，建立起我们自己的根据。
如果我们直接从东方攫取这些事物，我们只是再度陷于西
方人外向的性格，也再度应验了"好的事物皆从外来"的
理论——因为我们想抓紧它，将它挤进我们荒芜的灵魂[①]。

① "不知上帝即在汝心，唯往外寻觅者；终难见之，且易
启烦恼。" *Meister Eckhart*（Butter，Ⅱ，p.185），参见Evans译的
Meister Eckhart，Ⅱ，p.8。

在我看来，当我们了解精神自有源头活水，不必借自于外；以及当我们不管在有无恩宠的情况下，都感到足以诉诸自己时，我们事实上已从东方学到些东西了。但我们如果不能处理我们精神的狂妄，以及过度的自我膨胀时，我们仍旧是难以获得参与此一大事的因缘。东方人的精神态度与基督徒的价值意识大相径庭，抹杀此种事实，一无助益。假如我们新的态度是真诚无妄的话——也就是说，如果扎根于我们自己的历史的话，对于基督教的价值意识必然得充分体认，而且也得充分体认出其与东方内向态度间的冲突。我们要获得东方的价值，只能从内，不能从外，只能在我们身上，在我们的无意识中探求。如此，将可发现我们是如何地畏惧无意识，也可发现我们的抗拒心理是如何地冥顽不灵。正因这些抗拒的心理，东方人视之为天经地义的事情——亦即内在心灵之自我解脱的力量，我们却疑神疑鬼。

■ 东洋的心灵之面相

这种层面的心灵，是无意识中最为重要的部分，西方对之却一无所知。很多人干脆否认有无意识，要不然就是认为它仅是本能，或是认为它会包容的是一度为意识心灵所有、后来却被压抑下去或遗忘掉的内容[①]。我们可以安然地说，东方所称呼的"心灵"，与我们的"无意识"反而较

① （译注）意指弗洛伊德的学说。

为接近，而与我们所知的心灵距离较远——它与意识的意义几乎变得毫无差别了。对我们而言，没有了自我，意识不可想象，它可说是内容与自我的关系，没有了自我，任何人都不能意识到任何的事情，在意识的过程中，自我因而是不可或缺的。东方却不然，他们不认为意识没有了自我，有什么难以理解之处，意识本就可以超越自我的限制，在它"高级"的形式中，自我可以完全消失不见。此种无自我的心态，对我们而言，却只能是无意识的，理由很简单，因为否则即无人能目睹之。我不怀疑有超越意识以上的心态，但它们失去它们意识的程度，恰等于他们超越意识时的。我不能想象一种意识的心灵状态可以和主体、也就是和自我无关。自我也许可以被剥夺掉——如剥夺掉对躯体的觉识——但只要一有觉识，就有能觉识的人。然而，无意识却是自我所觉识不到的一种心态，只有经由间接的途径，我们才能意识到有无意识。在精神病患者身上，我们可以看到人格无意识的片段之展现——此乃从病患的意识中游离出来的。可是，毫无证据显示无意识的内容都关联到类似自我般的无意识的中心，事实恰好有很强的理由可以指出：为何这样的中心是不可能的。

东方如此容易解消自我，似乎意味着他们所谓的心灵，与我们的并不相同，而无疑地，东方思想中自我所扮演的角色，与我们的确不一样。东方人的心灵可能较不以自我为中心，其内容和主体的关联也较为松散，而重点则落在包含被遮掩掉的自我在内的心态上面。哈煞瑜珈（Hatha yoga）最主要的功用，可能是借之于钳制冲动，以消除自我。无疑地，瑜珈的高级层次是想达到禅定的状态，在此心态中，自我实际上可消融不见。我们所说的意识，他们将之列为低级的层次，因其位居无明；而我们所认为的"意识之幽暗背景"，却被视为"高级的"意识[①]。如此说来，我们的"集体无意识"之概念，应当与其"菩提"（正觉）的概念相当。

总而言之，东方式的"升华"，乃是将精神力的中心，从自我意识中抽离出来——自我意识原介于肉体与精神之表象化过程之间。精神中低层的、半生理型的成分，可经由锻炼予以压抑，并加以控制。但此种过程，并不像西方升华观念所包含的：高高在上的意志施其力，致使下者潜伏，或至毁灭。相反地，低层的精神结构，经由哈煞瑜珈的耐心实习，可予以调整转化，不致干扰"高层"意识的发展。而自我和欲望会受到更重要因素的制衡，东方习称

---

① 因为"高级"与"低阶"是意识的范畴判断，西方心理学对无意识作分类时，不采取此种方式。可是东方确认潜伏在人自觉状态下的精神状况，认为真正的"下意识"要包本能及半生理的精神功能在内，分类时，则归之于"高级的意识"。

此种因素为"主体的因素"①，此点事实对以上特殊的锻炼方式似乎也大有裨益。

我认为意识"幽暗的背景"，也就是无意识。一般说来，内向型的态度总强调觉识中有先验的材料，众所共知的，觉识的作用可含以下两个阶段，首先是觉识到一对象；其次，此觉识被消融到一先验的图式或概念中，经由此道，对象可被"了知"。精神并非是空无一物的心境，它具有一定的系统，内含一定的作用，且具有特殊形式的反应。任何新的表象，不管它是种知觉，或是种自发生起的思想，都会从库藏的记忆中引起联想，这些所联想到的东西，立即跃进意识的范围，产生了复杂的"印象"，其实此种印象已具有某种诠释。印象所依赖的潜意识的成分，我称之为"主体的因素"。说"主体"一点都没错，因为初次的印象中，客观的事物几乎毫无牵连。大致上说来，要修正或采纳主体因素的直接反应，需要相当费力的验证、比较及分析的程序。

■ 主体因素的心灵结构

然而，光彩显赫的主体因素，并不蕴含着"人格的主体主义"，尽管外向型者的态度，会将主体因素贬斥为"不过是"主观的而已。精神与其结构是够真实的了，我们已

① 参见*Psychological Types*，pars.621ff。

提过，它们甚至会将物质的客体转化为精神的意象。它们不会觉察到声波，只会觉察到声音；它们也不会觉察到光波长度，而只会看到色彩的光泽度。存在即是我们所眼见的，所理解的。事物无穷，其可看、可感、可解的方式亦是无穷。但这绝不只是出自个人的成见而已，精神以其独特的方式消解外物，此方式说到头来，乃是奠基在觉识的图式或律则之上。这些律则不会改变，虽然不同时代或不同世界的人，会以不同的名号称呼它们。初民时期的人害怕巫师；现代的我们则对细菌大为敏感。前者人人相信精灵；后者耽于维他命。古人会为鬼所迷，但今人被概念所迷的程度，恐不下于他们。凡此种种，皆可作如是观。

追根究底，主体的因素是由精神功用的永恒图式所组成。任何人依赖主观因素，事实上也就是依赖真实无妄的精神法则，因此，他大概很难得出差错。假如他能借之以导引其意识往下旋降，并接触到精神生命最根本的法则，在没有受到非精神性的外在世界之致命干扰下，精神自然会流卷出真理，人自然也会拥有了它。无论如何，他所获得的真理，可以抗衡穷研外物所得的一切知识。在西方，我们相信只有能以外物验证的真理，才是可靠的；我们也相信对自然的探究观察，要达到最为严密的程度；我们的真理一定要与外在世界的运行相符合，否则它就只是"主观的"。当东方从万物根源之流转，也从虚幻（maya）的杂多妄相中，掉头不顾时；西方同样地也对无意识及其零乱不堪的幻象，予以漠视。然而颇堪注意的是，东方的态度尽管内向，他们处理外在世界的事情，却也颇为在行。西方亦然，尽管其态度外向，然而在处理精神及其需求的问题时，也自有其理路。西方教会的组织，透过仪式及教义，事实上已摊展开了人仍未知的精神层面。而自然科学与现代技术也绝不只是西方的产物，只是东方的多少是较为旧式的，甚至可说是原始的。可是，当我们与瑜珈比较时，我们必须借着精神的洞见及心理学的技术，使之显现；同理，当我们要与西方科学相比时，必须溯源至东方的占星学及医学。我绝不否认基督教教会有其优越之处，但假如你将罗耀拉的锻炼方式与瑜珈相比，你就明了我的意思。是有不同，而且是大大地不同。想从此界直接跳进东方的瑜珈，就像想将东方人立刻变为青涩未熟的欧洲人一样，都是不足为训的。我非常怀疑西洋文明的福祉，但我同样认为西方采纳东方的精神意识是大不幸。然而，这两个矛盾的世界终于会面了。东方正急遽地转化，虽然它备受干扰，但现在连西方人擅长的最有力工具——武器，他们也能成功地仿造了 ①。我们的麻烦似乎远超过心理的范围，病害来自意识形态——期盼已久的反基督之意识形态！国家

①　（译注）荣格写此文时（1939），中日两国正在东亚战场上厮杀。

社会主义来势汹汹，几近成了一种宗教运动，跟西元 622 年 ① 以来的任何运动，并无差别。我们免于病疫水涝、谷物不登，及免于蛮族入侵的本事甚佳，远超过我们免于自己内在精神的孱弱。我们对精神的传染疾病的抵抗力，几乎一无所有。

■ 无意识内的内在补偿作用与超越的功能

其实西方的宗教态度也是外向的，今日如有人说基督教对世界及肉体深含敌意，或是漠不关心，定是蓄意挑衅。实情恰好相反，好的基督徒是快乐的公民，是雄心勃勃的商人，是骁勇善战的军人，是各行各业中最佳的人选。尘世的财富被认为是基督徒特别的酬劳 ②。在主的祈祷一段中，加在面包前那个形容词"超物质的"（supersubstantialis）③，长久以来即被遗漏掉了，不再译出，因为真正的面包才是切题之事。外在型发达至此，人的精神所含不可能无一物不出之于外——或肇因于人的教诲，或由于神圣之恩宠——再也没有比这种结果更顺理成章的了。由此观之，认为人在其自身内，即可自行救赎，

---

①　穆罕默德逃至麦地那的日期，回历纪元的起点。

②　（译注）当指加尔文教派的"有力信仰"（fide efficus），韦伯的《新教伦理与资本主义精神》有另一种解释。

③　这不是 Jerome 的翻译，而是古代 Tertullian，Origen 与其他人等的精神的诠释。

乃是浮夸狂妄之至。我们的宗教绝不鼓励心灵自求解脱的观念，但有一支现代的心理学——分析心理学——却看出了在人的无意识中，有某种过程可以借着其象征，以弥补意识态度之缺憾与委屈[①]。借着分析的技巧，这些无意识的弥补作用，得以意识化，因而在意识的态度上，造成转变，我们甚至可说此种转变达到了新的意识层次。然而话说回来，潜意识的弥补作用的产生，却没有什么方法可以凭借；在此，我们只能诉诸无意识的精神，或者依赖上帝的恩宠——怎么称呼都无所谓；只是无意识的过程，如果不借助分析，很难呈现在意识层而已。当无意识的层面升至表面层时，其内容与通常意识的思索感觉，形成极为强烈的对比。假如不是如此，它就不会有补偿的作用。只是此作用乍显时，一般说来，都会造成冲突，意识的态度总难免要抗拒显不相容，且凭空而至的倾向、思维、情感等等的入侵，精神分裂症可说是代表此入侵结果最令人触目惊心的例证。精神分裂症当然是种病态的扭曲膨胀，但稍有正确知识的人，不难看出底层的模式都是一样的。事实上，在神话学及古代的思维模式中，我们都可发现相同的心理意象。

---

① （译注）分析心理学又称复合心理学。"弥补"（compensation），荣格分析心理学词汇，它意指无意识具有平衡意识片面发展的作用。

正常情况下，每一冲突都会刺激心灵，促使其寻求满意的答案。在西方，通常的情形是意识的观点独断地反对无意识，因为一般的偏见总认为从内而发的，都是较差的，甚至是谬误不堪的。但此处我们所关心的，却是要默认表面上极不相容的内容，这样的内容不应再被压抑，冲突也应被容忍接受。刚开始时，所有的答案都不可能，可是此情况应当安心忍受。如此的张力可使无意识渐有定位——换言之，意识的张力可使无意识产生弥补作用的反应。此种反应（通常见于梦里）复可在意识中明朗化。如此，意识心灵会碰到精神的新面相，此新面相不期然而然地带来了新的问题，或者修正了旧有的成分。如此的程序会延续下去，直到原先的冲突圆满解决为止。这所有的过程叫作"超越功能"（transcendent function），它既是过程，也是方法。功能用"超越"这个语汇称呼，因为它是透过对立之互相冲突，以促使精神从某一心境跃至另一层面。

■ 无意识为心灵母型

这里所描述的超越功能，过于简略，详细的情形，读者可参阅相关的文章[1]。但有点需要强调的，这里所说的心理学的观察及方法指出了一条门路，我们经此可通向与本

———

　　[1]　参见*Psychological Types*，par.51。（也可参见*The Transcendent Function*）

文相关的某种类型之"心灵"。这是种创造意象之心灵，是赋予觉识特殊性格的图式之母型。这些图式隐伏在无意识的"心灵"当中，为其结构性的成分，只有这些图式才能够解释：为什么有些神话的素材是普遍的，即使在移民交流不可能的情况下，也是如此。梦境、幻觉以及精神失常所生的意象，很显然与神话素材相吻合——每个人对这些素材可能一无所知，即使经由通俗的譬喻或新旧二约的象征语言 ①，也不可能间接获知。在精神分裂的心理病理学与无意识的心理学上面，都已指出了远古题材的存在，毫无可疑。不管无意识的结构为何，有件事可以肯定的是：它包含了某些远古形态的素材或图式，它们基本上与神话及类似的思维形式的根源观念没有分别。

由于无意识是母型心灵，内含生生之机，因此它是诸种思维形式——譬如本文所要说的宇宙心灵——诞生成形之地。既然我们不能将任何特定的形式加在无意识之上，因此东方人宣称宇宙心灵无形无式，所以成为一切形式之

① 有些人认为此种说法不可靠。这样说的人如不是他们对初民心理学一无所知，便是对精神病理学的成果漠视所致。详情参看拙作*Symbols of Transformation*与*Psychology and Alchemy*, Part Ⅱ；Nelken, *Analytische Beobachtungen Uber phantasien eines Schizophrenen*, p.504；Spielrein, *Uber den psychologischen Inhak eines Falls von Schizophrenie*, p.329；C.A.Meier, *Spontanmanifestationen des kollektiven Unbewussten*。

源，此种说法，从心理学上来看，似乎是合理的。而且无意识的形式或图式，不落于任何特定的时间，仿若永恒不变般，当它们在意识上展现出来时，即具有特殊的无时间之感。在初民的心理上，我们可发现类似的状况，比如说澳洲人所用的 aljira 一字 ①，既意含"梦幻"，也指"冥界"，同时也带有祖先经历过的"时间"之意。据他们说，这是种"无时之时"。这样的观点与无意识的往外投射成形，何其相似；梦幻中展现、祖先思维形式的世界，以及时间的层次：无意识这些特色，与初民心理又何其相似。

职是之故，当内向型倾向的焦点，从外在世界（意识的世界）撤退出来，回到主体的因素（意识的背景）时，必然会导致无意识的摊展，也就是摊展出含有"先祖的"或"历史的"情感，以及超乎其上的无限、无时、纯一的意识在内的远古思维形式。纯一的异常感觉是所有"冥契主义"共同的经验，它很可能是由心象之混淆错综所产生的，随着意识的模糊不清，它乃逐渐增强。梦境中意象常交叉重叠，精神失常者所见者尤其强烈，这些都可证实是源自无意识。意识里的形式都是疆界俨然，分别清楚；无意识中的心象则模糊不清到了极点，什么样的交叉混合都有可能，两者成了强烈的对照。假如我们能理解一切意象

①　参见Lévy-Brühl，*La Mythologie primitive*，pp.23ff。

皆含糊不分的心境，我们当然可以感觉到万物为一的境界。由此可知，一体的特殊体验可能是从扑朔迷离的无意识中升华而得的，这并非不可能。

■ 理解自己，东西相会

透过超越的功能，我们不但能进入"唯一真心"，而且可以理解为何东方笃信自求解脱。当经由反省，无意识的弥补作用得以在意识明朗化时显现，此际的心境既能转化，并解决痛苦的冲突，他们当然可理直气壮地宣称人可以"自求解脱"。但我以前已稍有暗示，如此自豪地宣示自求解脱，也不是没有问题。因为人不能随心所欲地导引出无意识的弥补作用，他必须仰赖它们"也许"可被导引，这只是一种可能性，同时他也不可能更改弥补作用的特质，"它就是它自己，否则什么都不是"。很奇怪地，东方哲学几乎从来没有想到如此重要的问题。此一事实在心理学上颇有意义，它可支持西方人的观点是有道理的。西方的心灵似乎有种极为深邃的洞见，看出人类必然得仰赖某些幽暗的力量，所以假如一切要搞好的话，势必要与之合作。事情确实如此，因为不管何时何地，只要无意识不能同心协力的话，人立即会陷入茫茫大海中，即使处理日常杂零狗碎的事务，也会花无着落，要不是记忆有误，就是协力不成，甚或百无聊赖，时会分心。这种种的差错，可能会带来严重的干扰，或要命的意外，或道德的窳败，也许造成职业的灾害。前人称此为诸神不予保佑，我们现在则认为是精神衰弱。我们拼命寻找原因的结果。认为起因也许是缺乏维他命，或内分泌腺有问题，要不然就是工作过度，也有可能是性生活不协调。无意识的同心合作，从来没有被我们设想过，只认为这事理所当然，可是它一旦失落了，却是极端地严重。

　　和中国人等其他的民族相比之下，白人的心理平衡，通俗地说，也就是他们的脑袋瓜子，似乎是一大弱点。我们自然而然地会尽可能地想远离我们的短处，这可以解释为何外向型的人，总想控制他的周围环境，以求得到安全感。外向型总是和不信任人内在的自我一并而来——假如说有觉察到这样的自我的话，尤有甚者，我们所惧怕的事物，我们往往就蓄意贬低它。我们的最高信念是"凡存在于理智之中者，不可能不存在于感觉之中"。这一定有理由的，这是西方外在型的处世金言①。但正如我们业已讨论过的，此种外在型在心理学上，是可以言之成理的，因为无意识的弥补作用超乎人力控制范围之外。我知道瑜珈相当自豪，它们连无意识的过程都能控制，任何发生于精神整体的事物，没有一样不能由巅峰意识所统率。我毫不怀疑

---

　　①　（译注）此段话当指洛克以后近代经验论的思考方式。

此种情况是可能达到的，但恐怕只有付出与无意识同一的代价，才有可能实现。如此的等同为一，与我们西方狂热地崇拜"绝对的客观化"，刚好旗鼓相当。后者要求人当像机械，牺牲掉任何内在的自我，顺从一个目标、一个理念或主张。从东方的观点来看，此种绝对的客观化极为可怕，它等于将人完全导向轮回；对西方来说，恰好相反，禅定除了如梦似幻，了无意义的心境外，其他一无所有。在东方，内在的自我紧紧抓住外在的自我，以致世界根本毫无机会将之从内在的灵根中扯脱出来；在西方，外在的自我高高在上，他早已从最深层的存有中异化而出。唯一真心、纯一无杂、无限而永恒，这些仍是唯一的上帝之专利，人毕竟猥琐渺小，终无是处。

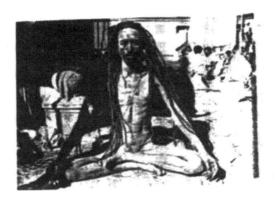

从西方人的观点来看，图中的禅定只是在追求
如梦似幻、了无意义的心境。

从我的论证中，当可明了：两种观点不管如何矛盾，在其心理上皆可言之成理。两者如不能正视并考虑与其心理类型不同的因素的话，其观点都只是片面的，一者低估了意识的世界，另外一者则忽略了唯一真心的境界，各走极端时，两者都各失掉了一半的宇宙。他们的生命因而被摒弃于全体实在之外，变得虚浮，不合人性。西方狂热地追求"客观性"，科学家或股票经纪人如同苦行僧般，抛弃了生命的完整清美，追求理想的目标——目标有时还不那么理想。在东方，精神回归到混沌的根源。它睿智平静，离世无为，却把存在所有或所当有的喜怒哀乐置之不顾。难怪两者的片面之见，都导致了类似的修道主义：隐士、圣徒、僧侣或科学家，他们都可坚定不移地迈向单一目标。我无意反对如此的片面之见。身为自然伟大的实验、甚或自己伟大实验的人类，绝对有资格做这种事——假如他可以忍受的话。没有此片面发展的努力，人类的精神即不可能摊展出其复杂的性格。但如果能尝试了解双方的立场，我想也是无伤大雅的。

西方外向型的倾向与东方内向型的倾向，有点共同重要的目的：两者各自努力，都想克服生命中本来的模样。它们主张心灵要凌驾物质之上，以创作代替自然的原状，它们对使用自然有史以来设计的最为有力的武器——意识心灵，乐之不疲，如此的征兆代表人仍然甚为年轻。可是在遥远的未来，人步入成熟的阶段后，理想也许不再一样。此际，人类甚至连原先所要求的克服之事都可能美梦成真。

二、经文述评

进入评介的主题前，我不得不提醒读者注意到心理学的论文与经典的旨趣，两者大不相同。科学家很容易忘掉：客观无私地处理题材，很可能遗漏掉其情感的价值，这种程度有时到了令人难以原谅的地步。科学的理性是非人性的，不可能提供这些多余的东西，它运用时无法避免冷漠无情，虽然它的动机可能极为友善。职是之故，当面对神圣的经典时，心理学家至少应当了解，他所面对的典籍蕴含着无边无量的宗教与哲学的价值，不当由俗世的双手污染。我承认自己之所以会斗胆处理这样的经典，乃因我了解并能尊重它的价值。底下的评述中，我无意强作解人，随意批评一番。我将尝试引申它象征的意义，期使我们可以更容易了解它。为此缘故，我们有必要将它那种高妙的形而上学概念层次拉低，以确定我们所理解的心理事实在东方思想的领域中，是否有相似或相衔接之处。我希望这种尝试不会被误解为蓄意渺视，或是陈腔滥调。我的目的只想引进与我们的思维模式不同的概念，引进到西方心理学能够理解的范围之内。

下面是注释与阐述，读者应当与标题所示的经文一并阅读。

■ 礼敬三宝

东方经典开宗明义的起句，西方往往殿之于后，视作经由冗长论证后才能获得的最后结论。我们的讨论往往始之于已知的事实，而终之于探讨中最重要的项目。由此看来，假如由我们来论述的话，我们可能会以"是故三身即了悟之心"作结。就此而论，东方人的心态与中世纪相去不远，迟至18世纪，我们的历史书或自然科学的典籍叙述开始时，常以上帝决定创造世界肇端，与这里的情况很类似。宇宙心的观念在东方很普通，因为它很适切地表达出东方人内向型的倾向。如果借用心理学的语词的话，上述的句子可以改写如下：无意识是所有合一经验的根基（法身）；也是所有原型或结构类型的母体（报身）；也是现象世界的先决条件（应身）[1]。

■ 前 言

诸神是报身中的原型的思维形式[2]，它们的安宁面与愤

---

[1] （译注）大乘佛教认为佛陀具有三身。一是法身，此身与空等同。二是报身，此身因修行果报所得。三是应身，此身是历史存在过的佛陀之肉身。

[2] 参见the Shri-Chakra-Sambhara Tantra，此文收入Avalon所编 *Tantric Texts* 一书中。

怒面，在《西藏度亡经》(《中阴得度》)的观想中占有重要地位，象征着对立的两面。在化身中，这些对立面只是人的冲突；但在报身中，却是合为一体的正负法则。这与心理学的经验相符合，老子的道德经也提过了，无物不反[①]。有信仰，就有怀疑；有怀疑，就有轻信；有道德，就有诸惑；只有圣人所见才有邪恶，而暴君只是他的仆侍的奴隶。假如我们仔细审察我们的性格，不免会发现老子所说的确实有道理："高以下为基"，对立的双方互为条件，它们原本即为一体。从自卑感重的人身上，可以看得很清楚，因他们时常在某些地方自我膨胀。对立面相会演变为神祇，其理由很简单，主要是它们太强而有力了。职是之故，中国哲学称呼它们为宇宙的法则，并名之为"阳"与"阴"，当有人蓄意要分隔它们时，其力量反而更为加强。"当树木通天时，其根入地。"尼采如是说。但是，天上与地下，本为同株树。我们西方人的心态，总喜欢把两种面相分裂为对立的人格化神魔：上帝与魔鬼。而新教徒世俗的乐观主义的特色，是想尽可能地掩盖住魔鬼的存在，至少在近世是如此。因此造成了"诸善出自天恩，诸恶源于人身"此种令人不快的后果。

---

① （译注）《老子》第二章说："有无相生，难易相成，长短相形，高下相倾，音声相和，前后相随。"即是此义。

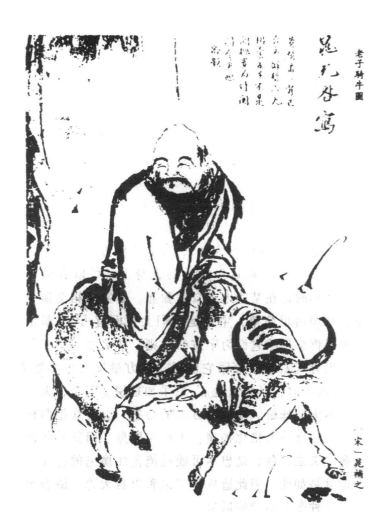

老子騎牛圖

（宋）晁補之

老子主张对立的两面同时生起。

"实在之凝视"显然是指作为终极实在的心灵，在西方，无意识却被看成妄想的，不实的。"心灵的凝视"意味着自求解脱，从心理学看，也就是说：如果我们能花越多的精力在无意识的历程上面，我们越能从欲望渴求、分别对立的世界中超拔出来，也越能进入纯一的、无限无时的无意识境界中。如此，心灵才能从挣扎痛苦的束缚中，真正解放出来。"借由此法，人心可知。"此处所说的心灵，明显地是个体的心灵，也就是他的精神。心理学能够同意：了解无意识是它最主要的职责。

■ 礼敬唯一真心

本节明白地指出："唯一真心就是无意识，因为它是永恒的，不可知、不可见、不可识的"，但它同时也显现了正面的特色，这点与东方式的体验相一致，这些特色总是"常明、常存、光明无染"。人如果越能凝聚在自己的无意识内容上面，越能使这些内容充满生机，变得更有元气，仿佛在内心深处受到灵光照耀般。事实上，它们可以转化成类似实体的某种境界。这是无可否认的心理事实。在分析心理学中，我们系统地利用此种现象，这种系统的方法，我称作"能动性的想象"。罗耀拉在他的《灵操》中，也使用了能动性的想象；炼金术哲学的冥思中，也可看出运用了类似的手法①。

■ 不知唯一真心之后果

"俗论所言心，四方皆知晓。"此处很明显地是指每人的意识心灵；相形之下，唯一真心却无人能知、无人能晓，这些教诲"当由凡夫所追寻，彼不识唯一真心，不识自家面目"。自知和体认唯一真心是同一回事，换言之，想要了解自己心理的人，基本上要先了解无意识。在西方，渴求这样的知识明白可见，我们这一代中，心理学的兴起以及对此题材的日感兴趣，都可作为佐证。大众之所以渴望心理学知识，大半由于受到宗教的误用，以及缺乏精神的指导所带来的痛苦折磨所致。"彼徘徊三教间……甚感悲恸！"如果我们能明了精神失常可能意指道德的煎熬，此处所述即无需再予评论。此节勾绘出：为何在今日，我们有无意识心理学这一回事！

然而，即使期望"了悟心灵本来面目，却无由而致"。经文再度强调了要自明本心，极为艰难，因为它乃是无意识。

■ 诸欲之果

人"为诸欲桎梏者，难见明光"。所谓的"明光"，指

---

① 参见*Psychology and Alchemy*，pars.390ff。（并请参考*Mysterium Coniunctionis*，pars.706，753ff）

的也是唯一真心。欲望渴求外在的满足，它们打造了捆绑人类在意识世界中的锁链，在此状况下，人当然不能觉醒到自己无意识的内涵。无疑地，当人由意识的世界撤离至某一点时，这种情况是会产生治疗苦恼的力量。但如果超过了与个体共在的这一点，所谓的撤离，事实上等于漠视或抹杀了心灵。

即使是"中道"，最后也会被"诸欲所污染"，旨哉斯言，但恐怕难入欧洲人之耳。当病人与凡夫和他们的无意识材料稍微熟悉之际，即又以同样的盲目欲望与贪婪，紧紧把握着它，他们忘了这些欲望与贪婪在早先向外展现时，曾使他们深陷其中。所以问题与其说是从欲望对象中撤离，还不如说对欲望本身要抱着疏离而不管其对象如何的态度。欲望蔓延之际，我们不可能驱使无意识发挥其弥补作用。我们必须耐心等待，看它是否恢复了自己的节奏，而且要容忍它所带来的一切形式。所以，我们不得不抱着某种观照的态度，这种态度对解脱与复原的效果来说，是不无助益的。

■ 超越的合一

"对立本无，杂多非真。"这是东方所理解的真理中，最为基本的一项，没有一物是对反的——上天入地的，都是同一株树。*Tabula Smaragdina* 中写道："在下如在上，且在上如在下，如此可臻于太一之妙境①。"杂多只是幻象，因为象都是源于精神母体之混然太一，却植根在无意识当中。我们经文所叙述的，指向了主观的因素，也指向了刺激时当下所感到的内容，也就是说，指向了第一眼的印象——其间的每一新知觉，都以旧有的经验来诠释。"旧有的经验"可追溯至本能，也就是溯至精神功能所承袭的，而且是内在的图式，这是人类心灵中，先祖的而且是"永恒的"法则。可是经文的叙述完全忽略了物理世界可能的超越实在。Sankhya 哲学②对此问题并不陌生。它所说的"物质"（prakriti）与"精神"（purusha）是两极性的存有，构成了宇宙二元论的根基，几乎不可能被克服。人假如想和生命唯一的来源合一的话，他必须对二元论和多元论同时充眼不看，对世界的种种现象也得忘掉。问题是"纯一为何会变成杂多，既然最终的实在是万物一体？多元性或多元幻象的原因何在？假如纯一安于其位，为何它要在杂多中反映其自体？到底谁比较真实？是反映自体的纯一，或是它所借以反映的杂多？"也许我们不该问这样的问题，因为根本无解。

---

①　"处下如居上，居上如处下，如是，可证神妙之太一。"参见Ruska, *Tabula Smaragdina*, p.2。

②　（译注）Sankhya哲学，即佛典中的数论学派，印度六派哲学之一，主心物二元论，瑜珈教义常引用其理论说明自家宗旨。

超越的合一由意识世界中撤离而得，这在心理学上是说得过去的。在无意识的最高层次，再也无雷电风雨，因为任何一物皆不至于因分化而导致紧张与冲突，紧张与冲突只见于我们的实在之表层。

无可调合的轮回与涅槃，在真常心中却结合在一起，而真常心究竟说来，也就是我们的心。这样的命题到底是沉潜稳重？或是狂妄浮夸？它的含义是指：真常心"也不过只是"我们的心灵？还是说：我们的心灵终是真常心？无疑地，当指后者。而且从东方的眼光看的话，这也不算狂妄浮夸，因为实情确是如此。如果换成我们的观点的话，等于说："我乃上帝。"这是种不折不扣的"神秘"经验，西方人通常会极力反对。在东方，心灵与本能的母体之联系，从未断过，它具有特殊的价值。东方集体的内向型心态，不能允许感官的世界切断它与无意识的密切联结，尽管有所谓的唯物主义的想法，精神之为实体却从无严重的争议。我们知道可以和此相比的只有初民的心态，他们混淆梦与实在的情况，千奇百怪。当然，我们不太愿意称呼东方的心灵是初民式的，因为他们的文明光彩耀目，变化多端，令人难以忘怀。然而，初民的心灵仍旧是其母体，尤其当他们强调精神现象，如与鬼神的关联等之真实无妄时，更可见一斑。西方所着意培养的，却是初民心态的另一种面相，一种使用抽象提炼的程序，仔细无误地观察自然事物。我们的自然科学，即是初民令人讶异的观察力之缩影。我们所增加的东西，只是予以适度的抽象提炼，以免与事实相抵触。东方不然，当他们培养初民心态中的精神层面时，其意识之集中与升华，是异乎寻常的。相形之下，他们理解的事实面当然也是大可一说的，但也就是如此而已。

职是之故，如东方认为真常心遍布众生，他们这样的说法谈不上狂妄或谦逊，此情况就如同欧洲人笃信事实一样。欧洲人笃信的这些事实大抵出自人的观察！有时在观察之外，还要诉诸他们的智慧与诠释。因此，如他们忧患意识过度地集中与升华，是可以言之成理的。

■ 自我之大解脱

我不止一次提过，将精神由个人的感觉转移到意识较模糊的心理层面，多少有解脱的效果；我也描述过，超越的功能可达致人格的转变；而且我还强调过，让无意识自行发展出弥补的作用是很重要的。此外，我还曾指出，在瑜珈之中，最后这点关键所在常被忽略。本段经文可证实我的观察。把握"这些教谕之本质"，好像也就是"自我解脱"之本质，西方人因此会认为"学习课程，再三温习，就可得到解脱"。西方练习瑜珈术的人，大部分即抱着此种态度，他们用外向型的模式去实践，却忽略了此方术的本质离不开内向型的心灵。在东方，所谓的"真理"，是他们集体意识的部分，所以学者靠直觉即可领略。假如欧洲人能从最内部变起，生活得如同东方人一样，凡与实践课程相关的社会、道德、宗教、思想，与艺术生活等，都一并归化，那么，他也许可以从课程中获得助益。但你不可能既同时是个好的基督徒——不管在信仰、在道德，或在理智上皆是如此——而又同时能练习真正的瑜珈。我已经看过太多的例子了，我非常怀疑如何才能同时并存？麻烦在于西方人如想要抹杀他们的历史，不可能像抹掉近程的回忆那般容易。我们可以说，历史是写在人的血液里的，任何人如没有仔细分析他自己无意识的反应，我们并不鼓励他去接触瑜珈。假如你不可见的一面仍然如同中世纪的基督徒，模仿瑜珈又有何用处？假如你能在菩提树下，羚羊皮上，渡过余生，不会受到政治的骚扰，安全也有保障，我自然会赞成你的抉择。但如果瑜珈只能在伦敦的Mayfair或纽约的第五街，或任何电话可通达的地方练习，这样的瑜珈充其量只是种精神上的冒牌货而已。

如果把东方人的心理状态也估量进去，我们当然可以认为那样的教谕是有效的，但除非人想从世界飘然远去，永远遁入无意识中，否则只是教谕并没有用，至少不是我们所期待的那种类型。职是之故，对立之联合是必要的，尤其是借着超越的功能的方法，以调和内向型与外向型，此一艰巨的工作尤有必要。

■ 真常心之本性

这一节包含了一些有价值的心理学材料。经文说道"心灵乃直观之智慧"。此处所说的"心灵"，与初次印象的直接觉识相同，它包含了建立在本能类型上以往所有的经验。这段话与我们所说的东方之内转倾向相同。经文也显示了东方所说的直觉具有高度洗练后的特性。直觉的心灵总是不顾事实，只顾可能性 ①。

真常心"一无所在"，这种论断显然是指无意识特殊的"潜在性"。事物到底存不存在，这事情只有当我们能觉察到它时，才能肯定地说，这也可以解释为何有这么多人根本不相信无意识这一回事。当我告诉某位病人，他充满了幻想时，他极端惊讶，因为他对自己所过的幻想生活，从来是一无所知。

■ 真常心之诸名

借众名以表达"困难""隐晦"的观念，此种想法极有价值，因为它一方面指出了那观念是可解释的，同时也透露出它又是可疑、可争议的，即使是本土的宗教或哲学上的观念，亦是如此。假如那观念可直通到底，普遍为人

---

① 　参见 *Psychological Types*，**Def.35**。

所接受，用诸种不同的名称称呼它，即毫无道理，然而，当某种几乎一无所知，或者所知纷纭不定时，最好能从各种不同的角度观察，并用各种不同的名称表达其特性。最典型的例子当属"哲学家的灵石"。许多古老的炼丹术文献，列出了它一长排的名称。

"真常心之名难以数量"，这段话证明真常心必然像哲学家的灵石般模糊不定。能以"难以数量"方式描述的性质，其特性或面相应当也是难以数量。假如说真有某物难以数量，无从评估起，我们由此可推论出：其性质必是无可形容，且不可知晓，因此也永远无法穷究之。不折不扣，无意识的情形正是这样，由此再度证明了：我们所说的无意识，尤其是集体无意识，与东方心灵的概念旗鼓相当。

配合此种假设，经文继续论道：心灵也叫"心之本我"（mental self）。"自我"在分析心理学中，是个极为重要的概念，我论述已多①，读者请参看下列文献，在此毋庸赘言。虽然"自我"的象征是出于无意识的活动，而且通常展现于梦中②，可是此一观念所含摄的并不仅是心灵的，

---

① 参见 *Two Essays on Analytical Psychology*，index，s.v."self"；*Psychological Types*，Def.16；*Psychology and Alchemy*，Part Ⅱ；*Aion*，ch. Ⅳ。

② *Psychology and Alchemy* 第二部分有一案例可资参考。

它们也包含了物质性的层面。但经文此处与其他东方经典中的"自我"概念，都纯粹是精神性的，而西方的心理学里面，"自我"代表包容本能、生理与半生理现象等在内的全体。由上所述，纯粹精神的整体对我们说来是不可思议的 [①]。

颇饶趣味的，在东方也有将本我（Self）和自我（Ego）等同的"异端" [②]。在我们这里，此种异端邪说分布极广，凡笃信"意识到的我"是精神生活唯一可能者，都可划归此类。

可借心灵"以到达彼岸"，意指超越功能与真常心或自我间的联结。因为真常心不可知的本质，也就是无意识，总是以象征的形式——自我即此象征——呈现在意识之前，所以象征的功能可"借之以到达彼岸"，换言之，也就是借之转形。我在论精神能量的论文中，已说过象征乃能量之转形者（transformer of energy） [③]。

我将真常心或自我解释成象征，并不独断，经文本身也称它为"崇高之象征"。

我们的经文提到意识的"潜在性"（上文已说过）之

---

① 这当然不是全盘批评东方观点，因为根据Amitayur-dhyana Sutra的记载，佛陀的肉身也可供观想。

② 参见*Chhandogya Upanishad*，p.8。

③ 参见*On Psychic Energy*，p.48。

时，称呼真常心为"唯一种子"及"真理之潜在"，这也是颇堪注目的。

无意识母体的质性，则以"所有的根基"一词表现出来。

■ 心灵之无时间性

我已经解释过，在集体无意识的经验中，具有"无时间性"的因素。学习"自我解脱的瑜珈"，据说可将以往业已遗忘的知识，重新整合到意识之中。"复原"（restoration，restitution）的主题在许多救赎神话中，随处可见，同时它在无意识心理学中，也占有重要的一席之地，因为在常人或精神异常者的梦境或自发的幻觉中它透露出无数的远古资料。系统地分析过个体的情况后，可以发现，自发地再度觉醒到先祖的类型（有补偿作用），对人的复原具有实效。同时我们也可看出，前兆之梦还算是较为频繁的，此种现象证实了经文所说的"未来之知"。

真常心的"自体之时"（own time），非常难以理解。如果从心理学的观点来看的话，我们势必得同意温兹博士此处的解释①。既然过去、现在、未来三时在其间融为一体，无意识当然有其"自体之时"。J.W.Dunne 曾在某晚做

① 参见 *Tibetan Book of the Great Liberation*，p.210，n.3。

过一场梦①，从逻辑上讲，做这场梦的时间应当往后延，此种类型的梦并不算罕见。

■ 真常心之真貌

本节描述自由意识的心境②，这种精神体验在东方到处可见。同样的描述也见之于中国的文献，比如在《慧命经》中，即如此说过：

明净环绕着精神之境，

安谧纯白时，我们从"虚"中汲取力量，遗忘彼此，

"虚"境中布满天心之光。

意识解消，痕迹微渺③。

"己心他心分离"，也是"涵摄万有"的另一种表达方式。既然在无意识的情境中，所有的差别相泯绝无踪，因此个别心灵的分别也当跟着消失，这是再合理不过的事了。

① 参见*An Experiment with Time*。（也可参见Jung, *Synchronicity: An Acausal Connecting Principles*，p.433）

② 我在*Commentary on The Secret of the Golden Flower*，pars.64ff，已有解释。

③ 据德译本L.C.Lo，I，p.114。（参见*Golden Flower*，1962，pp.77f）

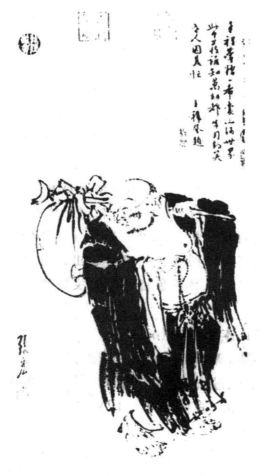

悟道之人心灵不仅超时间，而且还超空间。明朝张复画
这幅《布袋和尚》，上有题诗说："手里麈糟一布囊，山
河世界此中藏。谁知万劫都成幻，却笑世人因甚忙。"
即是用艺术形象阐释这种道理。

只要我们潜入意识层，立刻就会碰到无意识的此种现象[1]，也就是列维－布鲁尔（Lévy-Brühl）所说的"神秘之参与"（participation mystique）[2]。唯一真心的朗现，就如同经文所说的，是"三身一体"，事实上，就是真心创造了刹那的合一。可是，我们实在无法想象：在人身上，这样的朗现怎么可能。要说"我知道合一，我知道没有分别"，一定得有人或有物不在其内，才可能体验到此种经验。朗现这种事实证明了朗现无可避免地必不完全。人不可能知道与他冥极无分的东西，即使我说："我知道自己。"一种极微的自我、能知的"我"还是得和"自己"分开，前者中的我，仿如成了原子式的自我，东方非二元性的观点可说完全忽略此点，事实上在此总隐藏着难以抹杀掉的多元宇

---

[1]　参见 *Psychological Types*，Def.25。

[2]　参见 Lévy-Brühl，*How Natives Think*。最近这个概念与"前逻辑的心态"（etat prelogique）之概念，受到民族学家激烈地抨击，Lévy-Brühl 晚年也开始怀疑这些说法是否可靠。首先，他取消掉"mystique"这个形容词，因为在知识界里，这个词语真是恶名昭彰。我个人觉得非常遗憾，他居然会对理性主义者的迷信作此让步，因为形容"无意识的同一"此种特性，再也没有比"mystique"更恰当的了——无意识的同一中，总有些神异的性质，在心理学或精神病理学中，无意识的同一（如与人物、事物、功能、角色、地位、信条等的认同）是耳熟能详的现象。它仅是种阴影，在初民身上比在文明人身上要来得明显。Lévy-Brühl 可惜没有心理学的知识，不能觉察到此事实；他的对手则根本就忽略了它。

宙，与不可压抑的实在。

"合一"的经验是东方"顿悟"朗现之一例，假如人能同时在而非在，这种直觉即与之相似。假如我是个伊斯兰教徒，我应该相信全体慈悲的上帝是无限的，它能使一个人同时是而不是。但就我而言，我不能想象这样有可能。职是之故，在此点上面，我认为东方的直观已经越过了它的本分。

■ 真常心不生

此节强调真常心一无特性，我们不能说它是被造的。然而，既已说它不是被造出来的，则上述说法即不合逻辑。因为无特性的性质，也可说等于一种特性。事实上，对于无分别、无特性，而且不可知的事物，你不可能下任何的判断。因此，西方的心理学不说唯一真心，而只说无意识。如有人视之为物自身、为本体的话，我们必须借用康德的话说，这"仅仅是消极性的限界概念"[1]。我们常被责难使用了这种消极性的词语，可是遗憾得很，如果人诚实的话，终究还是不能容许使用正面性的词语。

---

[1] 参见 *The Critique of Pure Reason*，sec.i，Part1，2，3。并见 Meiklejohn译本，p.188。（译注）参见牟宗三译注：《康德纯粹理性之批判·上册》，页475—505，学生书局，1983。

■ 内观之瑜珈

如果对唯一真心与无意识的等同还有任何怀疑的话，本节应该可将此疑惑驱除殆尽。"唯一真心即空，无所依托；人心亦若是，其虚灵一如晴空。"唯一真心与个别之心同样虚空，只有个人的与集体的无意识才能用得上这样的形容，因为意识的心灵，绝不可能是"虚空"的。

我早先已说过，东方心灵的首要之务，乃是坚持主体的因素，尤其坚持直觉的"初次印象"，也就是精神的气质所现。下面的叙述可证实此点："所有表象皆人己身之象（概念），由心所摄。"

■ 内心本性

Dharma（法、真如、正道），据说是"遍满此心"。是故，无意识之中弥漫着西方归之于上帝才能拥有的诸功能，但超越功能却显示出了东方强调正道由内而出是何等地正确，事实上，也就是说正道出于无意识。它同时也显示出了：超出人力范围外的自发的弥补作用，此现象与"恩宠"或"上帝的旨意"若合符节。

此节及以上诸节都再三强调内观是提升精神与获得正道的不二法门。可是假如内观是某些西方人士所想象中的那种乱七八糟的情况的话，我们最好还是把整个东方，或者尚未受到西方福祉影响的那一部分，赶快送到精神病院去。

■ 此论之神妙

此段称呼心灵"自然的智慧",这种表达方式与我用来指称无意识所产生的象征,极为类似,我称呼它为"自然的象征"。早在我对此经典稍有认识以前,我即选用了这个词语。我说明这件事,仅想指出在东方的洞见与西方的心理学间,有极为近似之处。

经文也再次肯定了我们早先说过的"认知的"自我是不可能的。"此实在虽一切具足,然其间却无观者,斯乃神妙。"真是神妙!而且是不可理解!这样的事怎么可能真正地"体现"(to be realized)出来?它"不为恶污",且"不与善邻"。我们在此自然联想起名句"超出善恶六千尺"。然而这种叙述的后果,赞美东方智慧的人却常加以忽视。如果人能安稳地享受舒适的生活起居,无忧地欣赏东方诸神,人自然可对此种轻浮的道德冷漠大加赞扬。可是,这与我们的性情相合吗?与我们的历史相合吗?我们是否未曾克服历史而只是将之遗忘掉?我想不会的。任何人如果喜爱高段的瑜珈,常会被指名证明对道德的冷漠,不只要触犯罪恶,甚至成为它的牺牲品。据心理学家所知,道德的冲突,不能依赖遁入非人性的领域所作的凌空宣言来加以解决。我们今日已目证了超人从道德法则脱离出来的可怕情况。

我毫不怀疑，东方人想从罪恶解放，从美德解放，根本上是和各个层面的解放相配合的，如此，瑜珈者才可超离此世，无怒无惊。但我对任何仅想超离道德考虑之解脱的欧洲人，大感怀疑。任何想试试瑜珈的人，应当考虑到这些影响深远的事情，否则他所谓的探索，终究只是场徒劳无功的消遣而已。

■ 四正道

"观想勿用心力"，经文如是说道。通常都认为瑜珈特别着重意识的集中，我们或许认为我们了解集中的意思，但要真正了解东方集中的意义，却是相当地艰难。我们所想的也许与东方人所理解的恰好相反，某篇禅宗的研究已指出了此点[①]。纵使如此，假如我们取"不作意"字面的含义，它大概就指冥想时不要固执任何事物。既然不汇聚于某处，所以此时的心境大概就像意识的解体般，由此直接契入无意识的状态。意识永远意味着某种程度的集中，若非如此，心象就不可能清晰，也不可能意识到任何事物。无所住的观想乃处在昏睡的边缘，但事实上却是清醒而又空洞的情境。既然我们的经文称呼此为"观想之最佳状态"，我们可以设想还有比较不那么理想的观想，按理讲，也许就是意识较集中的那种。本经文所说的观想，似乎是

① 参见Suzui，*Essays in Zen Buddhism*。

可通向无意识的康庄大道。

■ 亮　光

在形形色色的冥契主义里，用以象征顿悟之神秘经验者，大部分是亮光。真是吊诡！进入了一片漆黑里的领域，居然产生了辐耀的亮光，可是毋庸讶异，这只是常见的"并体而生呀！行经黝暗而臻于光明"。许多成年礼[①]显示实施此典礼时，学者要降入洞穴，或潜入受洗圣水的底层，或回归重生之子宫。重生的象征仅是借着具体的类比，描述意识与无意识此组对立的结合。使所有重生象征发挥作用的是超越的功能。因为此种功能会促使意识增强（原有的状况，加上本来只是无意识的内容），新的状况会带来较多的洞见，所以乃以较明的亮光象征之[②]。如此，眼前开明的心境即可与以往较为幽暗的心境作一对比。在许多的例子中，亮光甚至以幻景的形式出现。

■ 涅槃道之瑜珈

这一节对意识解体的现象，作了最详尽的叙述，此种现象乃瑜珈的目的："诸行与行者，两皆难成立；辛苦寻行

---

①　如在 Eleusinian 的神话，以及在 Mithras 与 Attis 的祭仪里皆是。

②　在炼丹术中，哲学家的灵石也被称作 lux moderna（新辉），lux lucis（辉中之辉），lumen luminum（光中之光）等。

者，终无处可觅；果地如是达，斯为最上义。"

随着此处所描绘的详尽的方法与目的，我的评述也当告一段落了。经文的内容极为幽美，充满智慧，无需再赞一辞。它可以翻成心理学的语言，而且可借助于我在此文第一部分所提的法则，以及在第二部分所作的铺陈，来加以诠释。

第七章

佛陀法语 ①

① 纽曼（Karl Eugen Neumann，1865—1915）将巴利文佛经译成德文版三卷*Die Reden Gotamo Buddhos*，3 Vols（Zurich，Stuttgart，Vienna，1956）。荣格此篇短论即见于此书发行人的企划书内，此短论后来刊行的名称是 "Zu Die Reden Gotamo Buddhos" in Gesam，Werke，XI，Anhang。纽曼在1911年已先行刊过他的译文，并被荣格引进其书之内，参见*Wandlungen und Symbole der Libido*（1911—1912）；另见*Psychology of the Unconscious*（New York，1916），p.538，n.25。

首度将我牵引到佛教教义世界的，既不是宗教史，也不是缘于哲学的研究，而是我身为医生对自己专业的兴趣所致。我的职责在于医疗精神的苦痛，由于这个原因，我不得不熟悉人类伟大导师的论点与法门，他提出了有关"苦、老、病、死之锁链"的理论。医生因为治疗病患，所以自然而然地会极为关怀有关治疗的种种情况。同时，他也不得不承认：虽然许多疾病苦痛并不在直接治疗的范围内，但医生与病患都必须面对它们具有无药可救的特性。虽然如此，可是无从治疗并不等于真的无药可救，只是无可避免地，它们会有一段时期的沉疴不起，形同绝望。这样的病症不容再拖，急需处方，其情况与罹患显性病的症状毫无两样。它们需要的是某种的道德倾向，正如宗教信仰或哲学信念所提供的一般。在这个方面，研读佛典，对我助益匪浅，因为它训练人们可以客观地看待痛苦；对于其起因，可以采取一种普遍性的眼光。据传统的说法，佛陀由于能客观观察因果循环，所以他的心灵可以从万物的纠结中脱离出来，他的情感也可以免于情念炽肆，幻象流缅。佛教这种原型心态不管看起来如何古怪，落实到我们的文化领域以后，凡受苦受难与罹疾患病者都可从中获取不少的助益。

纽曼（Neumann）此处的新译本里的佛陀法语，颇为重要，不容低估。佛陀的法语除了意义深远以外，它们肃穆到几近仪式的文体也闪烁着幽邃的光芒，令人读后激昂回荡，奋然起兴，情感深受撞击。一般反对使用东洋精神财富者，其声音可能出自基督徒——事实上已经出现不少。他们认为西洋信仰所提供的慰藉也很重要，其价值至少不相上下，根本没有必要再引进以理性之姿著名的佛教精神。但事实不然，因为在绝大多数的场合里，人们口口声声说的基督信仰根本不是那么回事。此外，除非得到特殊天宠的人员不算，否则，也没有人敢告诉我们究竟如何才可得到它们。我们都知道任何事物日渐熟稔，频频出现后，它会慢慢失去其意义，效果也会逐日减杀，这是颠扑不破的真理。因此，凡稀奇古怪、迥异人意者，往往可以打开久已尘封的大门，开启新的理解方式。反之，假如一位基督徒仅能死守他的信仰，而这种信仰却不能帮助他去除神经病症的话，那么，他的信仰是空幻不实的。他最好能谦卑一点，在寻找道路时，只要发现有帮助的，就立刻接受它。何况，即使他承认佛教有恩于他，他也不需要否认他的宗教信仰，因为他只是追随保罗的训示："要凡事察验，善美的要持守。"（《帖撒罗尼迦前书》，五章二一）

凡有效的就当紧速抓住，我们最好能仔细估量佛陀的法语。它能提供相当多的东西，甚至对某些绝对无法自吹自擂拥有任何基督教信仰的人士，它也可以提供。它提供西洋人如何修炼内在精神生命的法门，对基督教的百般不幸缺憾，它也颇有疗效。从精神错乱的病例当中，我们时常可以看到许多人业已丧失掉对基督教仪式的意义感，要不然就是在他们看来，宗教的权威业已倒塌无遗。佛陀的论点对这些西洋人应该会有相当的帮助。

常有人指控我将宗教视同"心灵的大补剂"。也许这些人该原谅医生，因为这是他的职业习惯使然，他不必去证实形而上学陈述的真理是否为真，也不必去否认信仰的证言。我只是强调有一种世界观，它相当重要；而且，对精神的苦难能采取某种一定的态度，在医疗上也是必要的。事情若仅于此，我已心满意足，因为苦难如不能理解，即难以忍受。换另外个方向来看，有些人当他理解苦难因何而起及起自何处时，其忍受的幅度之大是极令人咋舌瞠目的。他一定是对世界有一宗教或哲学的看法，才能够如此忍受。因此，这些看法即使不能视同救赎，它至少证实可以成为心理医疗的处方。甚至耶稣与其门徒为了证明他们传的福音具有医疗的功能，他们也不排斥医治病人。不管好歹，医生必须面临真正的苦痛，并思求加以处治，此事说到头来，他除了仰赖神妙难测的天宠之外，往往一无可恃。难怪他会认为宗教的理念心态颇有价值——只要这些理念心态可以融为医疗体系，而且功效显著的话——佛陀所以特别被挑选出来，也是因为他的教义指出经由意识充尽其致的发展，人可以从苦难中获得解放，这是他的教义的品质。因此，在迈向救赎的路途上，他成为最得力的助手。从远古开始，许多医生即开始寻找万灵丹，一种遍治百病的灵药（medicina catholica）。经由持续不断地努力，无意间，他们反而越来越靠近东洋宗教与哲学的核心观念。

任何人如对催眠状态下的暗示方法熟悉的话，都会同意：顺其意的暗示远比违反它本性的暗示，功效要好很多。职是之故，不管他喜不喜欢，医生必须发展出一套观念，这套观念与实际的心灵状态越接近、越符合越好。因此，某种理论开始成长了，它不但吸取了传统的思想，而且对必然会弥补心灵片面发展的无意识产物[①]，也摄取在内。换言之，基督教哲学遗留下来的一些问题，它尚未能充分解释的心灵因素，也都当考虑在内。这些心灵因素当中，西洋人懵懂无知的比例不算低，但东洋哲学早自远古时期即已发展出来了。

身为医生，我承认我从佛陀的玉旨纶音中深得启发，获益良多。我正在某条路上迈进，这条路线绝对可以追溯到 2000 年前的人类思想史上去。

---

① （译注）荣格认为无意识与意识的关系主要是补充，而不是对抗，这种想法与弗洛伊德的解释颇有差距。

第八章

阿贝格（Abegg）
《东亚的心灵》序言 [1]

———————————

　　① （编者按）原书为德文 *Ostasien denkt anders*（东亚的不同想法），Zurich，1950。Lily Abegg 编的英文版，名称定为 *The Mind of East Asia*（London and New York，1952），但荣格的前言却没编收进去。此处的译文出自 H.Nagel 与 E.Thayer，标题改为 *The Mind of East and West*，原先刊于 *the Bulletin of the Analytical Psychology Club of New York*，vol. 15，no. 3（Mar. 1953），后来此译文又收入1955年秋季期的 *Inward Light*（Washington，D.C.），no. 49。

很遗憾，本书全文我尚未浏览，但作者曾向我提及她的计划，以及她对东西洋心理学差异点所在的想法，因此，我发现我们彼此间确实有许多观点是相同的，而且，我也认为她下这些判断是够格的。因为只有身为欧洲人，但又花了大半辈子的时光在东亚，与东洋的心灵接触极为密切的人士，才能得天独厚，下此断言。如果没有这种亲身体验，偏想要探触任何东洋心理学的议题，这注定是徒劳无功的。东洋精神怪异诡谲，我们一定感受良深，甚至于我们还会认为它不可理解。但这种类型的经验极为重要，它不能经由书本获得，只有透过共同生活，日夜接触后，才能真实体会。作者在这点上占尽优势，超凡逾俗，因此，她当然有资格谈论可能最基本，也许也是最重要的问题：东西洋心理学的差异何在？我时常发现我身处在一种情境里，这种情境要求我必须将这种差异考虑在内。如当我研究中国或东印度地区的文献，或亚洲地区的心理学案例时，这种情况即很明显。很可惜，我不得不指出我的病患中既没有中国人，也没有日本人，而且我也无此荣幸拜访中国或日本。但至少我有机会体认到我的知识非常不足，这种痛苦的自知之明还是有的。在这方面的领域，我们一切都有待学习，因此，只要任何我们学习到的，都会有极大的帮助。不管就批判西洋心理学的功能而言，或是就客观地理解它而言，东洋心理学的知识都可提供不可或缺的基础。鉴于西洋人心灵正处在可悲的惨境，因此，深切了解我们西方的偏见，此事遂变得格外重要，绝不会有过火之虞。

基于长期与无意识产物共处的经验，我发现西洋人无意识心灵的特殊性格与东洋人心灵的"展现"间，相似处极为显著。这种经验显示：当我解释心灵的性格时，无意识扮演了一种生物学性能的角色，它用以弥补意识心灵。我们甚至可大胆假设：东洋心灵与我们西洋意识是相关的，无意识的情况亦然，此事正如左手之于右手。

我们的无意识有趋向整全的倾向，我相信我能证明这点，同样的观察，我们也可以理直气壮地移挪到东洋的心灵上去，但有点不同：在东洋，摄取整全的是意识，这是意识的特色；但在西洋，意识所发展出的却是分殊化的功能，因此，也必然是落于一边的意向或觉识。随着此种意向或觉识的兴起，西洋发展出因果律这种观念。此认知法则和同时性法则恰好对反，不容并存。同时性法则却成为东洋人"不可理解"的根基泉源，它也可以用来解释我们在西洋不免触及到的无意识为什么会那么"稀奇古怪"的原因。总之了解同时性原理，即寻着了钥匙，它可以打开我们认为神秘难解的东洋如何领略整全性这一问题的大门①。作者对这点似乎特别重视，我也可以毫不迟疑地说道：我诚心诚意，期待此书早日出版。

---

① 同时性原理是荣格晚年提出来的一项重要假说，关于此假说的内容参见本书收录的《论同时性》。

第九章

铃木大拙《禅佛教入门》
导言 ①

---

① （编者按）此文原是荣格为铃木大拙英文著作《禅佛教入门》（*An Introduction to Zen Buddhism*）的德文译本 *Die grosse Befreiung：Einfuhrung in den Zen-Buddhismus*（Leipzig，1939，Heinricg Zimmer译）写的导言。铃木大拙著作新版（London and New York，1949）的荣格导论是较早的译本，由Constance Rolfe译出。（译注）此书有李世杰的中文译本《禅佛教入门》，协志工业丛书，1970。

最近十年出版的现代佛教知识书籍当中，铃木大拙的禅学著作当是最杰出的。禅恐怕是扎根于集录的巴利语圣典①，并由此茁壮成长的大木所结成的最重要的果实。我们对作者的感激之深，真是无以名之。因为：首先，他使得禅变得可以更为西方人所理解；其次，也缘于他处理此课题的方法态度。东方的宗教概念与我们西方的，通常是大异其趣，因此如随字硬译，随时都会遭遇到极大的难题，与原义相比之下，大为走样。是故，在某些情况下，毋宁还是不要翻译的好。我在此仅需举中文的"道"字为例，任何的欧文译本，至今都尚未能完整地切近其原义。原始佛典的见解与观念，对一般欧洲人而言，同样也是难以理解的。比如说，我就无从确定：要彻底了解佛教"业"的概念，到底先需要具足何种精神（或风土）的背景或准备？关于禅的本质方面，就我们所知，其核心概念是极为独特的。此奇特的概念，名之曰："悟"，我们不妨译为"开显"（enlightment）。铃木大拙说道："悟，乃是禅存在

---

① 东洋学者认为禅是起源自佛陀的捻花说教。在弟子云集的场合中，他笑捻花朵，不发一语，座中只有迦叶了解他的旨义。参见Shuei Ohazama（大峡秀英），Zen，*Der Lebendige Buddhismus in Japan*，p.3。

的理由。无悟，禅即不成为禅^①。"西洋精神如要掌握冥契者所理解的"开显"，或任何相类似的宗教语言，应当不至于有太大的困难。但"悟"是种别出心裁的开显，欧洲人基本上可以说是无法领会的。为说明方便起见，希望读者能参考铃木大拙所述，有关百丈怀海（720—814）以及儒教的诗人政治家黄山谷等开悟的经过^②。

兹再举一例，以供进一步参较。有一僧侣拜见玄沙，向他请求指示正道入路：

> 师曰：还闻偃溪水声否？
>
> 曰：闻。
>
> 师曰：是汝入处^③。

悟的经验，难以思议。由这几则公案，已可充分地看出。即使我们再列举更多的案例，但到底开悟如何发生，

---

① 参见*Introduction to Zen Buddhism*（1949），p.95。

② 同上，页89及92以下。（译注）百丈怀海（720—814），唐代南宗马祖道一弟子，在江西省百丈山设立禅堂，首立禅堂规律，世谓百丈清规，从马祖悟道。黄山谷（1045—1105），南宋诗人，江西诗派大家，亦工书。曾与晦堂步行山中，闻木犀花香，山谷因晦堂言"吾无隐乎尔"，当下大悟。

③ （译注）此段话出自《景德传灯录》卷十八。玄沙师父，福州人，受开元寺雪峰义存印可，居玄沙山弘法。

其间包含了何种成分——换言之，人如何开悟，以及开悟为何物——依旧是模糊一片，摸索不着。东京曹洞宗大学的教授忽滑谷快天，论及开悟，如是说道：

> 当从错误偏执的自我观获得解脱后，下一步我们即当唤醒我们最内在、纯净神圣的智慧，禅师所谓的如来藏心、菩提或般若。它是神圣的明光，内在的天界，是打开所有道德宝藏之匙钥，是思想与意识的中心，是所有威力与影响的泉源，是慈悲、正义、同情、中和之爱、熏然慈仁之坐席，也是万事万物之权衡。当这最内在的智慧被唤醒后，我们即可了解：所有人在精神上、在本质上、在天性上，都是相同的，都与宇宙的生命或佛陀同流。每一曾经存在的生命，都将与佛陀睹面相对，每人都将承受来自圣者（太一）的光宠之流注，它引发了他道德的本性，它开显了他的心眼，它使他新的能力得以显现出来，它也赋予了他新的使命，生命不再是生老病死之苦海，也不再是充满泪珠之幽谷，而是佛陀神圣的殿堂，是净土，他于其中安享涅槃之法乐①。

---

① 参见Kaiten Nukariya（忽滑谷快天），*The Religion of Samurai*，1913，p.133。

这是本身也是位禅学专家的东方人，对于悟的本质的叙述。我们不得不承认：这段叙述仅需稍加调整，即可与基督教冥契主义的祈祷书联系得上。但我们如要理解文献中再三述及的悟之经验，此段引文所能给予我们的，仍旧是茫然无解。我们不难想见，忽滑谷氏为了适应西洋的理智主义，因此尽量调整自己，从此种主义中汲取了甚多的成分。这也就是何以其话语变得平板枯燥，充满说教的原因所在。但与其如此引进经典，并加以修饰，我们宁愿选择禅话的吊诡离奇，难以索解：正因它说得少，所以乃愈能见出其含义之深远。

禅绝非是西方语义下的哲学[①]，鲁道夫·奥图（Rudolf Otto）[②]也如此认为。他在为大峡氏的禅学著作所写的序言中论道：忽滑谷氏"已将东洋观念的魔幻世界，引进我们西洋哲学的范畴里"，结果造成了混淆。"他为了说明不二、唯一与对立的合一之神秘直觉，因此试图援引所有理论中最笨拙无力的身心平行论来加以解释。结果，人彻底地被隔绝于公案与悟之圈子外[③]。"因此，学者如能从起

---

① "禅非心理学非哲学"。

② （译注）Rudolf Otto（1869—1937），德国的基督新教神学家，精研东西方冥契主义。*Idea of the Holy*，*Mysticism East and West* 等书皆有名于时。

③ 参见前引Ohazama，Zen，p.8。

头之际，即让个人浸润在禅话轶事的吊诡气氛中，时时谨记在心：顿是种难以言说的奥秘——就如禅师所要求的那样——情况会好很多。依我们思维的方式来说，在禅学轶事与神秘的开悟间有道鸿沟。想要跨越此鸿沟，最多只能是暗示性的，但事实上永远无法达到①。然而，禅学此处所呈现的，乃是种触及到真正奥秘的感觉，而并非仅是幻想假装出来的。它并非是装神扮鬼，而是会撞击参者，使其言语道断的一种经验。悟之来临，浑若无觉，亦完全无从预期。

在基督教的领域里，学者经过长期精神的修行预备后，三位一体、圣母、十字架或守护神的影像可以呈现。人们不免有这种印象：认为事情原本就该这样。所以当波美（Bohme）②借着锡皿所反射的阳光，一瞥"自然之中枢"时，这样的经验被认为是不难理解的。相形之下，艾

---

①　尽管有这些困难，但下面我仍然试图加以"解释"。我完全知道：一碰到顿悟之事，我的说法全靠不住。然而，我必须逼使西洋人的理解力越能理解它越好。这项任务非常艰巨，显然最后我不得不违背禅的精神。

②　（译注）Jakob Bohme（1575—1624），德国冥契主义哲学家，其思想融合炼金术的自然哲学与神秘的泛神论。因被教会视为异端，曾遭到禁止执笔写作的惩罚。

克哈特（Meister Eckhart）[①] 灵视到"赤身婴孩"，此事就很难令人接受。至于史威登堡所见之"紫袍人"，尽管曾劝他节食——也可能正因为如此——所以史氏乃将之视为上帝，此种事情被视为谲怪诡异就更不用说了[②]。诸如此类的事情，就如偶尔闯进陌生异地、匪夷所思的领域，是很难令人接受的。然而，禅门的许多佳话轶事，不仅是偶尔闯进陌生异地、匪夷所思的领域，而且还盘踞在其核心的部分。我们所听到的，也是最尖锐刺耳、荒谬绝伦的声音。

任何人如一心一意，抱着爱与同情的理解态度去研究远东妙喻如花的精神，则其中许多迷惘的事物，许多令天真的欧洲人一再困扰迷惑的论题，可刹时消失无影。禅，乃是从广阔的佛教思想中汲取养分，后终成为华夏精神中最为美妙超俗的一株奇葩[③]。任何人如确实有意理解佛教的教义，即使他仅放弃了某些西方的偏见，都不免会猜疑：

---

① （译注）Meister Eckhart（1260—1327），德国冥契主义哲学家，多明尼哥会教士。其思想融合了新柏拉图主义、阿拉伯及犹太思想等，但整个体系受他自己冥契经验的影响甚深。

② 以上参见 Spamer 编《十四世纪及十五世纪德国冥契主义文选》，*Texte aus der deutschen Mystik des 14.und 15.Jahrhunderts*，p.143；Evans，*Meister Eckhart*，I，p.438；William White，*Emanuel Swedenborg*，I，p.243。

③ "无疑地，禅是传给东洋人最珍贵，也是最显目的精神财富。"Suzuki，*Essays on Zen Buddhism*，I，p.264。

在个人开悟的经验之奇异外表底下，其深层还有哪些令人惊异的事物？或者，他会因某些难题，而心惧不安。这些难题直至目前为止，西洋的哲学与宗教一向是弃之不顾的。假如他是位哲学家，他所关心的事物，完全是与生命不相干的理解活动。假如他是基督徒，他当然会和异教徒严分界限（"上帝，谢谢你，使我与其他人有别"）。在这些西方的领域内，没有悟这回事——它纯粹是东方的东西。但事实是否真的如此？我们真是没有悟这一事物吗？

任何人如仔细阅读禅门文献，他自然而然地会感受到：悟不管是如何的荒诞怪异，它的发生事实上是极为自然的，即使有人见树不见林，或解释此种现象时，误导旁人深陷迷津，我们依然可以看出它是相当单纯的[①]。忽滑谷氏认为对于禅（尤其是开悟）的内容的说明或分析，根本是徒劳无功的，其言恂是不误。但他主张开悟"意味着对自我本性的洞见"[②]，以及"心灵从我执的幻象中解脱"[③]，则未免稍为大胆。常人往往将自体（self）与自我（ego）混淆一起，因此造成对自我本性的幻觉。忽滑谷氏所了解的

---

① "学者参禅前，看山是山，看水是水。经明师指导，对禅有认识后，看山不是山，看水不是水；等达到本地风光之歇脚时，看山仍是山，看水仍是水。"同上，页22以下。（译注）语出《五灯会元》，卷一七，青原惟信章。

② 参见Nukariya前揭书，页123。

③ 参见Nukariya前揭书，页124。

自体，乃是宇宙性之佛，亦即生命意识之全体。他引用盘山的话语："心月之光，融摄宇宙。"并进一步发挥道："此是宇宙的生命与宇宙的精神，同时也是个体的生命与个体的精神①。"

不管人如何定义自体，它永远是超乎自我之上，而且任何人只要对自我有更高一层的认识，即会由此更偏向于自体，因为自体的涵摄更广，它包括自我的经验在内，而且又超乎其外，就如自我是对于我本人的某种经验，自体则可说是对于自我的体验。然而，自体的经验已不再是以更广或更高的自我，而是以无我的形式呈现出来。

此类的思想，与著者佚名的《德意志神学》所说近似：

　　任何被造物，如欲理解何者方可谓之圆满，则其受造物之性，受造物之状，我性与己性，及种种类似之物，皆需抛弃，涤除净尽②。

　　我如将任何善事归之于己，认为自己足以知道，亦足以践履任何美事，此美事亦为我所拥有。此意念仅是痴人说梦，盲目妄想。因如真有真理内在于己，

---

① 参见Nukariya前揭书，页132。

② 参见Trask编 *Theologia Germanica*，p.115。（译注）*Theologia Germanica*（《德意志神学》），14世纪无名氏著作，内容显现冥契主义者的深层罪恶意识。

我人当了解：吾辈决非那美物，它既非吾辈所拥有者，亦非出自吾辈。

是故，此人此际当如是说道：我仅是一微不足道之蠢物，曷以竟有如是狂妄之念头。事实上，自古至今仅有一真理，此即是上帝[1]。

关于"开悟的内容"，这段话叙述得相当详尽。至于"悟"的发生过程，常被描写为"豁然贯通"，原为自我形式所环绕的意识顿然跃入一无我状态的自体中。这样的观点不尽与禅的本质相合，而且也与艾克哈特的冥契主义相契：

当我从上帝处步出时，所有事物齐喊："哦！上帝！"但我并不因此而感到荣耀，因为此时我确知我仅是一被造者。但在豁然贯通的刹那[2]，我凌空立于上帝的意志中，但上帝的意志亦是空，它所有的成品，甚至上帝本身，亦莫非如此。此际，我超越于所有被造物之上，我既非上帝，亦非被造物：我即如我之自如，将来如是，永远如是。此际，我领受震动，此震

187

第九章 铃木大拙《禅佛教入门》导言

———————————

[1] 同上，页120—121。

[2] 在禅的场合里，我们也可以看到类似的意象。有人问禅师：佛性何在？他回答道：如桶脱底（Suzuki, Essays, I, p.229）。另外一种比喻说"如袋破裂"（同上，Ⅱ，页117）。

动使我超出诸天使之上。因着此冲动，我觉得全身充实完满，尽管上帝是上帝，也尽管它有无比的神迹，但它却再也不能对我有任何的助益，因为在此豁然贯穿之际，我领悟到上帝与我是相同的。我亦是昔日之我 ①，不增亦不减，只因我即是移动万物之不动的动者。此处，上帝在人身上再也找不出任何多余之处，因人在其虚空之中，已寻回其永恒不朽亘古长存之所在 ②。

艾克哈特此处所述，大可说是一种悟的体验，借着自体之凌越于自我，此体验充满了佛性或遍布一切之神圣性。由于科学的陈述需小心谨慎，因此我并不想采取形而上学的途径，而只想处理可经验到的意识转变之事实。首先，我将悟视为心理学的问题。任何人如不能同意此一观点的话，所有的"解释"势必含糊空洞，了不可解。结果，他也就无法在这些抽象的叙述与所陈述的事实间，搭起一座桥梁，换言之，他也就无从了解为什么盛开的月桂花香，或掐捻鼻子，居然会促使意识激烈转变 ③。当然，处理这些

---

① 同上，页231，255。禅意味着见到人之本性，或认识到本来自我（同上，页157）。

② 参见Evans, *Meister Eckhart*, p.221；以及Blakney, *Meister Eckhart: A Modern Translation*, pp.231f。

③ 参见Suzuki, *Introduction*, pp.93–84。

轶事最轻而易举的方式，莫过于将之划归为迷人的童话传奇，要不然就是虽接受它们为事实，但却将它们简化为自我欺骗的例子（另一种流行的解释，乃是"自我暗示"，这种乃因精神上的气馁心虚，所幻想出来的利器）。但任何严肃负责的研究，决不会轻易地忽视这些事实不顾。当然，我们永远无从确切地判断：某人是否真正地了悟，或获得解脱；还是他仅仅凭空幻想？我们一无规矩可循。然而，我们有足够的理由相信：幻想的痛苦，往往比真正的痛苦，还来得厉害。因为前者在暗地里总会潜藏些自责，因此会引发微妙的道德上的苦恼。就此而论，这件事根本不是"活生生的事实"与否的问题，而是心灵事实，亦即：所谓的悟之心灵历程的问题。

任何心灵的历程都有意象，以及想象的活动，否则，任何意识都无法存在，而且其生起时，亦无法构成现象。想象本身是种心灵的历程，职是之故，辩称悟为"真实"或"想象"，可说风马牛不相及。悟过的人，或宣称曾经悟过的人，总坚决相信他已开悟。他人如何臆想，对于悟者的经验而言，毫不相干。退一步想，纵使悟者是在撒谎，其谎言仍旧是种心理的事实。就算所有有关宗教经验的报导，都是虚伪造假，但有关此谎言的诸事项，以及与妄想观念精神病理学的诊断所显现的相类似的科学客观性，依旧值得写篇意味深远的心理学论文。事实上，我们可以这样想：一种宗教运动，它已绵亘好几个世纪，而且也吸引了众多睿智的心灵，单单此项事实，已足以让我们冒险一试，试着将此类的过程，严格地置于科学的范围内来了解。

前面，我提过以下问题：在西方，是否有和顿悟相类似的东西。假如我们将西方冥契者的话语置之度外，单只浮光掠影一瞥，我们可以说：即使连最皮毛的地方，都沾不上边。在我们的思想里，"意识的发展可以有各种不同的阶段"此种想法，根本毫无地位。"意识到客体存在，与意识到对客体的意识，两者在心理学上有极大的差距"此一观念竟然也被视为诡辩，不值一驳。职是之故，论者也就不会认真地去考虑此诡辩所引发的心理状况。然而，颇堪注意的是：通常，此类的问题并非肇因于理智的需求，事实摆在眼前，它们可以说都是扎根于宗教的实践。在印度，此为瑜珈；在中国，则为禅宗。两者可以促使人从缺憾束缚的心理状态下获得解脱。西方的冥契主义者也是如此，他们的文献中，也一再指示人当如何——也必须如此——从意识的我执中获得解放，并由此知其本性，获得超越，且能获得内在的（如神的）人格。露斯布鲁克的约翰（John of Ruysbroeck）所用的意象，也见于印度哲学，他选择了根在上、枝叶在下的树木作比 [①]："他必须爬上信仰之树，此树由上往下长，其根乃立足在神性之上 [②]。"他也如同瑜珈师般地说道："人当扫净意念，获得自由，解脱掉所有的束缚，扬弃掉一切的物化之性 [③]。""他不当为任何的欢愉哀愁、升沉得失、忧谗畏讥，或欣怡畏怖等所感染，也不当系着于任何的物性上面 [④]。"只有在此状况下，其存有才能"圆满"，这也就意味着"内向回转"。因内向回转后，"人转身向内，回向自己的内心，他可以理解，也可以感受到上帝深层的造化之工，及其讯息 [⑤]。"在此种宗教实践所导致的新的心境之下，最为明显的特色，乃是外在的事物所影响的，再也不是使彼此相对生起、相对限制的我执意识，而是一种对外力开放的空之意识。此一"外"力，不再被视为自己的活动，而是某种无我的活动，其意

[①]　"其根在上，其枝在下……此即为'梵'，惟此方可谓之永恒。" Katha Upanishad，Hume译，*The Thirteen Principal Upanishads*，p. 358。

[②]　John of Ruysbroeck，*The Adornment of the Spiritual Marriage*，p.47。John of Ruysbroeck，这位法兰德斯的冥契主义者生于1273年，我们很难相信他选用的意象是从任一本印度经典来的。

[③]　同上，页51。

[④]　同上，页57，文字略有修正。

[⑤]　同上，页62，文字略有修正。

识的心灵即是其客体 [①]，仿若原来的自我之主体性，被另一位蟠踞在自我位置上的主体所推翻或吸收 [②]。此种众所共知的宗教经验，圣保罗早已说过了 [③]。无疑地，此处所描述的，乃是种新生的意识状态，它因某种深刻的宗教转化的历程，而与早先的意识状况分离开来。

或有人会反对，认为意识本身并没有改变，改变的仅是意识到的事物不同而已，这就如同同样的一双眼睛，当翻开另一页书时，可以看到另一不同的图像。但我认为：此种解释恐怕是相当独断的，与事实大有出入。事实上，经典里所叙述的，绝不是某种不同的图像或事物，而是某种转化的经验，其生起时，通常带有最为激烈的精神的痉挛。抹杀掉某图像，再以另一图像代之，这仅是种日常的经验，与转化的经验根本毫不相干。问题并不是看到不同的事物，而是所看者不同，其情况仿若原先凝视时看到的三度空间，已转化成另一种的向度。当禅师问道："流水声

东洋冥想的心理学

192

---

① "哦，我佛……请开启无我之真谛，此为心之本性。"Suzuki，Essays，I，p. 89，引《楞伽经》。

② 某禅师云："佛陀即心非他，故佛即寻觅体证此心之人。"（同上，页154）

③ 《加拉太书2》："现在活着的，不再是我，乃是基督在我里面活着。"

闻否？"他所谓的"闻"，显然与日常所说的不同 [①]。意识在某方面就像知觉一样，像后者般地受制于一定的条件。如在各不同的阶层，或在宽狭不等的领域，或在表里异位的所在，都可意识到其差别。然而，这些程度上的差异，通常也就是种类的差异，因为它们都是因人格整体的发展，亦即因知觉主体的性格才产生出来的。

智性对于知觉主体的本性为何，毫无兴趣，后者受制于逻辑的思考。基本上，智性关怀的，乃是如何消化意识的内容，及其消化的方法。要增强体验，克服智性，突破范围，以认识认识者，此种尝试非得依赖哲学的热情，否则难以成功。但这样的哲学热情是稀少的，而且实际上与宗教的原动力，也无从分别。是故，整个问题可以说一变而为宗教的转化历程的范围，智力对此束手无策。就广义而言，古代哲学可以说隶属于此种转化过程，但在晚近的哲学中，却已日趋薄弱。尽管如此，叔本华依然有理由被视为古代的；至于尼采的"查拉图斯特拉"，则根本脱离了哲学，它将知性完全吞没，所述的乃是戏剧性的转化过程。它不再关怀思想，它所处理的是最高层次的问题，关怀思想的思维者，此种想法充满了其书每页的字里行间。此后，

----

①　铃木谈及这种转变："以往观物的方式放弃了，世界获得新的意义……新起之美即见于'清新可人之微风'及'明亮灿烂之宝石'。"Essays，I，p. 249，亦可参看p. 138。

一种新的人，彻底转化过的人，终于出现于舞台上，他击碎了旧时代的躯壳，仰观俯瞰新的天地，不仅如此，他还可说是创造了新的天地。相形之下，安格鲁斯·西里修斯（Angelus Silesius）要比查拉图斯特拉来得谦虚多了：

> 我的躯体是个蛋壳，
>
> 其中缩卷着雏鸡，
>
> 在永恒的精神之孵化下，
>
> 期待着破壳而出①。

悟，与基督教的宗教转化之经验大致相当。但由于此种经验有各种不同的程度，以及各种不同的类型，因此，如能对其范畴加以更翔实地规定，使其更切近禅之经验，或许不算是多此一举。此种经验，无疑地，乃是冥契型的，它与其他类型者之差别，乃在其初阶的阶段，即含有"丧我""灭绝形象"等，与其他种类的宗教经验，如罗耀拉等的凝观圣象的修养方式，大异其趣。就后者而言，尚有经由信仰、祈祷，或新教中经由集体的经验所导致的转化，皆可包括在内。因为基督教此处，并不是凭借着"空""松"的方式，而是让某种确切的期望居间扮演决定

---

① 引自其诗Der Cherubinischer Wandersmann。

性的角色。艾克哈特宣称："上帝即虚无"，此一特色，原则上与狂热的冥观、信仰或集体预期等，是无法并容的。

因此，悟与西洋经验的类似性，仅能局限在少数冥契的基督徒上，他们那种吊诡的语言，骎骎然已触及了异端的边缘，甚至已一脚踏进其领域。就我们所知，艾克哈特的著作之所以招来教会的指责批判，即因此故。如果佛教里有我们所谓的"教会"的话，禅无疑地是极端令人难以接受的，因为它所使用的修持法门，是绝对的个人主义；而且许多禅师又喜呵佛骂祖，破坏偶像①。当然，如果从禅是种运动的观点考虑，在几个世纪内，它也形成了集体的模式，铃木大拙的《禅僧教学》（京都，1934）对此颇有论述。然而，这仅是外貌如此，类型化的生活方式姑且搁置不论，其精神的修持或成长，似乎是诉之于公案的手段。公案是种禅师所提的诡谲语言、叙述或行径。据铃木氏的说明，它主要是以禅话的形式，经由历代递传下来的大师语句，师徒相传，以供冥想。典型的例子是"无"字公案。

——————————

　　①　"禅是最隐秘的个人经验。"（Essays，I，p.261）某位禅师告诉他的门徒："我无一法可以传授给你，如我真想传授，你可视我为笑柄。毕竟我说给你听的，仅是我自己的，永不可能是你的。"（Introduction，p.91）某位和尚问禅师道："我不断寻觅佛陀，但不知如何方可持续下去？"禅师回答："此无异骑牛觅牛。"（Essays，II，p.74）某位禅师说道："无理解之理解，此即是佛，再无其他。"（同上，页72）

某位僧侣一日问禅师："狗有佛性否？""无！"禅师如是答道。据铃木氏的阐释，此处"无"的意味，完全如同"汪！汪！"显然，狗自身也会如此回应此类的问题 [1]。

乍看之下，提出此类的问题当作冥想的对象，似乎已预期了某种结果，更进一步说，也不妨认为已决定了经验的内容，就如同耶稣会的灵修，或某些瑜珈宗派的冥想，其内容事先已由其导师交付的课题所决定一样。然而，公案是如此变化多端，暧昧难明，更重要地，它又是弥漫着无边无际的吊诡性质，因此，即使是专家，如要寻求一合理的解答，也势必会发现自己茫无着落。何况，最后结果所现，又是如此地晦涩，所以任何人如想从任一个案里，挖掘出公案与悟之体验间的理性关系，恐怕是做不到的。既然逻辑的推演不可得，我们不妨设想：公案的方法对于心灵的自由运作，大有限制，因此，其最后所得者无他，乃是出自学徒个人的气性。在训练期间，学者思求彻底击溃智性，以便创造一绝无意识的成见之心境，但这些成见虽说要尽可能地排除，但却不包括无意识的气质在内——也就是说，不包含虽然存在，但无法辨识的心理气质在内。气质此物绝不是如同白板一块，空无内容——它是天生赋予的成分，因此，当它回应时，即是自然本身之回应，它

---

① 参见Essays，Ⅱ，pp. 84–90。

成功地将其反应传达给意识的心灵 ①。无疑地，这就是悟之经验。经由回应的方式，学徒无意识的本性在师匠或公案前所呈现的，即是悟。在我看来，那些描述所触及的悟之性质，大抵就是这么一回事。禅师们特别关心"洞见自性""自家主人翁"，以及本性之奥义等事实，也可以支持我以上的说法 ②。

禅与其他各种冥想修持，不管是哲学的或宗教的，大不相同之处，乃在于它彻底的无恃。即使佛陀本身，也常被严峻地排斥，甚至于被冒渎忽视。尽管他可能是整个修炼工夫中最强烈的精神预设之前提，但也可能正因为如此，所以他也是种意象，因此必须被搁置在一旁。什么东西都不能让它呈现，除非它确实就在那里——换言之，也就是人的无意识的气质，这些东西既是无意识的，所以人不可能从中摆脱。从空无中响起的回应，从玄之又玄中升起的明光，这些常被视为不可思议、福乐无穷的开悟经验。

① "禅的意识需要栽培，使之成熟。当它真正成熟时，会豁然顿悟，这是种深入无意识的直觉。"Essays，R，p. 60。

② 禅的原则是"直指人心，见性成佛"。（Essays，I，p. 18）某位僧侣请教惠能，他回答道："如何是上座未生前本来面目？"（同上，页224）某位日本禅学典籍说道："汝欲觅佛，当寻自性，惟此自性乃为佛自身。"（同上，页231）顿悟经验启示禅师"原人（original man）"为何。（同上，页255）惠能说："不思善，不思恶，正与么时，哪个是明上座本来面目？"（同上，Ⅱ，页42）

意识的世界，免不了障碍重重，处处受限，由于意识的本质使然，它必然是片面的。任何的意识，都只能居于一小部分的知觉之内，其余的必须退藏到阴影里，匿迹无踪。一时之间，如知觉的内容增加了，意识如非导致混淆错乱，至少其明确度势必变得模糊稀薄。意识不仅要求内容稀少而明确，其本性也逼得它非如此不可。我们平常之所以能够大致定向，不得不归功于精神的凝聚，由于凝聚，刹那递迁的意象才可以为我们所控制。然而，精神凝聚需费功夫，我们不见得随时都可以做得到，因为我们在同一段时间之内，必须将知觉与意象的连续性减到最低的程度，因此，其他广大领域里的知觉，就不停地被排斥掉，意识即如此地被局限在狭隘的圈圈里。假如人的意识能在一眨眼之刹那间，见到所有知觉之全幅景象，这种状况到底怎么样？这恐怕是不容易想象的。人从他在某时间内所意识到的明确事物，建立起世界的架构，但在同时之间，如他能意识到更多的事物，而且事物都是同样地明确，呈现在他眼前的造化之工之壮观，其状又何如？对我们而言，这些与知觉相关的问题，仅具有"可能性"，但假如我们将无意识的内涵——亦即尚未或从未被意识到的部分——包括在内，并设想一完整的景象，那么，以上所说并非荒谬绝伦，异想天开。当然，如果以意识的形式显现，上述种种自然是不可思议，但在无意识层，这却是事实，任何识域下的事物，永远可能被意识所觉识到，而在其中呈现出来。无意识，乃是所有识域层下，无形无象的心灵因素的整体，是潜存的"大总相"。它构成了全体，意识则随时从中抽取零碎的片段。

假如意识能充分地扫净内容，其状态即一变而为无意识的——至少暂时如此。在禅宗里面，此种无所住的心态，通常乃因精力从意识内容撤离，转向"空"之概念或公案以后所致。因两者皆求寂静，所以需要泯除意象的流转，以及维系意识动能的精力。节省下来的精力，即转而投向无意识，增强其自然的能量，以走向一临界的突破点。依此而行，做好无意识的内容之准备，即是为促使其迸发升至意识层而做的努力。但由于空净意识绝非容易显现，所以如要达到无意识内容最后的豁然贯通，长时间的特别修持是必要的[①]，因为这样才可增进最强的张力，导致最终的贯通。

贯通突出的内容绝非是凌乱失序的。对精神病患的精神医疗显示：意识的内容与呓语错乱间所迸发的妄想观念，两者间有某种特别的关系。同样的情况，也见于梦境与常

---

①　中国禅的开山祖菩提达摩（Bodhidarma，？—528）说道："至高无上之佛法唯有经由长期艰苦训练，忍无法忍受之忍，行无法实行之行，才可体得。德行不足、智力缺乏之人，终难契入。其人纵然辛劳万端，结果亦为空忙一场。"（同上，I，页188）

人清醒的意识间之关系。基本上，两者的关联是互补的[①]：无意识的内容，会将任何有助意识之圆满整全、而且不可或缺者，带至表层来[②]。假如无意识所提供的吉光片羽——即使是勉强带来的也好——可合理地组成意识之生活，则某种与个人完整的人格性相符应的精神不难随之产生；而其意识自我与无意识自我间的无谓冲突，也可因而消除。现代心理医疗的理论，已脱离无意识层里仅包含幼稚愚昧、卑劣龌龊的内容等历史的成见，而将其理论建立在上述的原理之上。当然，无意识里总有些卑劣的角落，也总可发现布满污秽秘密的贮藏室，但这些恐怕还不宜称作无意识，它们仅能算是潜藏在下，仅被忘掉一半的东西罢了。无意识是所有形而上学问题、所有神话、所有哲学（假如它不仅仅止于苛察缴绕），以及所有奠基在心理学前提上的生命形式的胚胎。

任何无意识的浮现，都是对某种确切的意识情景的回应，而此种回应，却是出自于所有可能呈现的全体观念，所有的气质才性的整体。诚如上文所述，在心灵潜存的状

---

① 此处所述，不仅是补偿的关系而已。（译注）荣格所谓的补偿的关系，乃是无意识针对意识作用的偏向，会起一种校正的作用。

② 此处的"不可或缺"是种功能的假说，在这点上，学者的观点常有歧义。比如说：宗教的观念是否真的"不可或缺"？此事只有诉诸他个人的生命历程，亦即诉诸他的亲身体验，才能确定。我们找不到抽象的标准。

态下，这些是可能同时具足的。它之所以分裂残断，零碎片面，乃因意识的性格使然。然而，任何来自气质才性的反应，都带有整全的性质，它显示了尚未被分别识割裂的某种本性①。因此，它所发挥的作用是莫之能御的。其回应之来，无迹可寻，纯是天光，但其范围却遍及一切。由于此时的意识心灵已陷入绝灭的死胡同，所以此种回应都带有开悟与启示的意涵②。

经过多年艰苦卓绝的修持，以及不遗余力地泯除分别识，禅门弟子可以从自然本身聆听到一种解答，一种唯一真实的解答，所谓的顿悟，就是这么回事。人只要亲身体验后，即可了解：此种解答的自然舒卷，可以使人对于禅门的行事有最为深刻的印象。我们甚至对以下的故事深感心满意足，乐以接受：有位顿悟的弟子，给他老师一个巴掌，作为奖励③。而回答狗有无佛性时，禅师所说的"无"之一句，又具足了何等的智慧！然而，学者当谨记在心：有相当多的人根本分不清形而上的机智与无意义的胡闹间，到底有何不同。另外，也有许多人对于自己的聪明才智极为自负，因此终其一生所遇见者，除了蠢材以外，更无他物。

---

①　"当心灵有分别意识，事物即显现为杂多面貌；当它不再分别，即可切入事物真实状态。"Essays，I，p. 99。

②　参见"汝心当如空间"以下一段。（同上，页223）

③　参见*Introduction to Zen Buddhism*，p. 94。

要了解宗教转化的历程，禅宗的价值是相当大的，但如要将之施行于西方人之间，却未免问题重重。禅门必需的心灵教育，西方没有，我们当中究竟什么人可以绝对信赖禅师的权威，以及其匪夷所思的行径呢？对于伟大人格的尊崇，仅能见于东方。我们当中，又有什么人敢吹嘘他自己相信：牺牲了一生中无数的岁月，不厌其烦地去追求某种目标，人是可能达成极度吊诡的转化体验呢？最后，什么人敢承担后果，去追求此种异端的转化体验？也许除了某些不被信任的人，他们因病态的缘故，才敢大言皇皇。然而，这样的人根本没有理由抱怨在我们之间缺少跟随者。就算让"大师"塞给我们某种艰难的课题，而且此课题所要求的并非仅是鹦鹉学音，徒然追求形式而已，但欧洲人仍会怀疑：此条自我完成的陡峻路程，是否如同通向地狱之路般悲惨暗淡？

我并不怀疑在西方也可以有顿悟的经验。我们当中自然也有人瞥见终极的目标，而且不辞辛劳，向其靠近。但他们势必要保持沉默，问题不仅是害羞，而且也因为他们了解：如要将他们的经验传达给他人，不管再如何尝试，一定徒劳无功。在我们的文明里，没有一样事物可以支持这样的努力，即使作为宗教价值保护神的教会，情况也是如此。不仅如此，教会的功能，原本就是用以反对一切根源性的经验，因为它们一定是异端的。我们的文明里面，唯一能对这些努力稍加理解的，只有精神医疗的运动。这也就难怪，为何写这篇导论的人，居然是位精神医疗学家。

精神医疗，基本上是医生与患者间的一种辩证的关系。这是两个完整的精神间的会面与对谈，其中知识的地位，仅是被视为工具，目标乃在转化。但这里的转化，并非事先预定的，而是种尚未决定的变化，唯一可以作为准则的，乃是我执的销声匿迹。在推动此种经验方面，医生完全无能为力，他最多只能为患者铺平道路，助他形成一种态度，使他在达成决定性的体验前，其阻碍可减至最低的程度。假如说在我们西方实践的过程中，知识所扮演的角色非同小可，同样地，在禅宗里面，佛教传统的精神氛围也未遑多让。禅与其修持方式，仅能从佛教文化的土壤中兴起，甚至从肇始之初，后者即已是前者的前提。在唯理主义的理智不存在的地方，你根本不可能去毁灭它；禅之奥义，也不可能是无知莽昧之处的产物。同样地，当我们想要除掉我执或唯理主义时，通常也会先动起意识自我以及精练的理智，去加以分析探讨。更重要地，精神医疗所处理的对象，并不像不惜任何牺牲但求获得真理的禅僧，而往往是全欧洲人当中最顽固的分子。所以，精神医疗的任务比起禅宗来，更为变化多端；长期变迁中的个别阶段，也更显得矛盾刺谬。

由于种种理由，直接将禅移植到我们西方环境的想法，并不值得鼓励，而且事实上也不可能。然而，真正关心其医疗效果的心理治疗学家，当他看到东洋人所从事的精神"医疗"，亦即"趋于完整"的方法时，很难无动于衷。众所共知，2000多年来，最富有冒险进取性格的东方人，一直为如何处理好此问题缠绕不休，他们在此方面所开展出来的方法与哲学思维，和西洋人相较之下，已远远地将其抛于后头。我们所有的努力，除了极少数特例外，可说如非陷于咒术（秘仪礼拜，基督教也当包含在内），就是胶着于理智主义（从毕达哥拉斯到叔本华的哲学皆是如此）。歌德的"浮士德"与尼采的"查拉图斯特拉"出现后，才使得西半球整体的经验中，首度露出了突破的曙光 [①]。然而即使迟至今日，由于我们思维的题材及具体运动情况，仍深受希腊精神模铸 [②]，因此，毕竟说来，我们仍不

---

① 在这点上，我不得不提英国的冥契主义者布雷克（William Blake）。参见Percival，William Blake's Circle of Destiny的精彩叙述。（译注）布雷克（William Blake，1757—1827），画家、诗人。其诗与画之题材多取自《新旧约》《神曲》，弥尔敦作品等，风格极幻想、神秘之能事，常被视为异端者。

② 希腊人的天才乃在意识突破，深入世界的物质性中，因此，也就剥夺了世界原先如梦似幻的性质。（译注）此处意指希腊哲学中"形式"与"物质"的关系。希腊人认为世界一切事物皆由物质和一定的形式组合而成。然而，依照荣格心理学的解释，"形式"本来和灵魂、神一样，这些都隶属于无意识层，其地位和梦差不多。可是自亚里士多德以后，形式变成附着在物质上的观念。

能确定：到底与上述精神颇有重叠的西方精神成就中，最具有前瞻性的东方，其意义何在？无疑地，我们的理智，已发展到几近完美的地步，它如鸷鸟般，可自窅然之苍空，侦测到细微不足道的老鼠，但当大地的吸力将它拉下，它的业力使它卷进意象混乱的世界时，它就不会再想去寻求猎物，而是将其眼光向内回转，以求"寻得一茫茫追寻的自我"。不仅如此，人还会陷入未知的恐怖与危险，受死绝的迷路与虚伪的影象所胁迫，再度卷入邪灵的轮回重生中。最勇敢果决的人，也要面临最恶劣的命运的威胁：在他生活的岁月中，个人直落至无底的深渊，四下死寂，孤独袭人而来。促使歌德完成其至要事业——浮士德——的潜藏动机，到底为何？关于"戴奥尼斯经验"之恐怖，我们所知又怎么样？西洋式的对整体之开放，结果带来的下场仅是灾难痛苦。我们应该看看《中阴得度》，一名《西藏度亡经》的例子——前文我已有所提示①——此书不蓄意求好，不求惟肖惟妙，也无意于善巧的理智。此中的轻微暗示，或吉光片羽，都是心理医疗学家从急功近利或短视无知的学说中脱离出来以后，必须面对的。假如人死守准生物学学说的信条，他免不了会将他所看到的，简化为平凡不堪、众所共知的东西，或简化成唯理主义的基调，以满足任何

① 参见英本par. 844，另参见本书所收《〈西藏度亡经〉的心理学》相关章节部分。

安于幻象的人。但所有幻象中最大的幻象，乃是认为任何事物都可能满足任何的人。生命中任何不可忍受的东西背后，或阻碍在所有进展的前面，都因为有此一幻象从中作梗的缘故。它是所有困难中最难以克服的。假如心理医疗学家能从他求好心切的活动中，稍微拨冗，及身自省；或者机缘凑巧，他有机会得以看穿自己的幻象的话，他或许可以理解：当化约性质的唯理主义强压在生机活泼、渴求成长的事物上面时，是显得如何地空虚浅薄，戕害生命！更进一步，他还立刻可以理解"当曾是胆怯的足迹，业经踏出，即已广开了其门路"。

在任何情况下，我都不希望被误解我做了什么样的推荐或建议。但在西方，如有人想谈禅论玄，我认为我有义务告诉这些欧洲人到达顿悟的迢递长路，其入口究竟起于何处；也有义务指出，在此路途上遍满了种种的艰难。能踏上此路者——其情况恐怕就像高山上的水光，所能照明者仅是模糊昏黄的远景——在我们西洋人之间，仅有少数的豪杰可以做到。或许有人认为在高山下的任何地方，都可接触到顿悟或三摩地的境界。这种谬论真是流毒无穷，因为一种整体的经验，不可能比全体更小或更不重要。在心理学上，我们仅需简单反省，即可了解此义：因意识永远只是精神的部分，所以不可能是精神全体，即此之故，所以无意识的四处伸展才有必要。然而，无意识是不可能借着明确的公式加以掌握，也不可能利用科学的信条加以操控，某种命运已紧紧地抓住了它——诚如"浮士德"与"查拉图斯特拉"清楚显现出来的，有时它也就是命运本身。学者如要获得全体，他个人必须先赌上其全体的生命；事情不能比这更少，也不能更容易，无从替代，也不能折衷。我们仅需回想"浮士德"与"查拉图斯特拉"两者，虽然它们都享有最高的赞赏，但欧洲人之于它们，也仅是在理解与否的临界点上。职是之故，我们根本无法期望教养良好的民众，当他们一听到精神世界的模糊景象时，即可在其个体化的历程——这个概念是我用来说明走向全体的专门术语——的泥泞中，可以形成概念明确的人之精神状态。如果有这样的事情发生，人们只会引用病理学的词汇来戴在他的头上，要不然就是援引神经症、精神病等术语，稍加抚慰；再不然，他们就会喃喃耳语道：这是"创造之秘密"。但如果不是他碰巧是位诗人，一般人能"创造"什么东西呢？由于此一误解，近世以来，已有不少人士大言皇皇地自称为"艺术家"，好像艺术不需要什么才能似的。假如你一点也不能创造，恐怕你能创造的，仅是你自己。

禅，对东方人而言，蕴含了丰富的意义。对于谜样的禅先入为主的观念，可能会使怯弱的欧洲人挺硬背脊，并且促使他们在短视的精神上面，配上副眼镜，因此可使他们从"壁隙微孔"中，略睹目前仍处在云雾弥漫中的心灵经验的世界。这样的行为恶果肯定是不会有的，因为惊愕过度的人，借着"自我暗示"的观念的助益，自然会有效地防止更进一步的恶化，也会防止重大事件的发生。然而，我仍要敬告专心一致、兴趣盎然的读者，不要低估东方的精神深度，也不要幻想进入禅门有任何捷径可寻。相形之下，西方人面对东方思想时，如果能黾勉热诚，又死守文字，其信仰之危险程度终究会少些。在禅宗里面，很幸运地，没有像印度宗教般充塞着不可思议、难以理解的文句。禅也不是玩弄繁琐的哈萨瑜珈法，因此不会蛊惑欧洲人专注于身躯，使他们不致幻想精神可凭借静坐吐纳而得。禅所要求的，恰好相反，正如所有追求实现的伟大事物一样，它需要的是睿智与意志力。

第十章

东洋冥想的心理学 [1]

---

① （编者按）此文原来是荣格1943年3月到5月在"瑞士东亚
文化之友学会"（Schweizerische Gesellschaft der Freunde ostasiatischer
Kultur）宣读的演讲稿，后来发表在《会刊》1943年卷五，页33—
53，标题为"Zur Psychologic Ostlicher Meditation"。后来重刊于
Symbolik des Geistes（Zurich，1948），pp. 447-472，此书原为纪念
Ananda K.Coomarazwamy而编，后来Carol Baumann将它译成英文*Art
and Thought*（London，1948），荣格文章收进页169—179。

荣格一开始提到的海恩·西玛尔的观点出于其著作*Kunstform und
Yoga im indischen Kultbild*（1926），他死后的英文遗作如*The Art of
Indian Asia*（1955），*Myths and Symbols in Indian Art and Civilization*
（1946）等书，也一再发挥同样的思想。

一、印度艺术里显现的实在感

我的朋友海恩·西玛尔（Heirich Zimmer）^①曾指出：印度的宗教建筑与瑜珈的关系极为密切。他不幸早死，未享天年，言之令人痛惜，这也是印度学的一大损失。任何人如曾拜访过婆罗浮图（Borobudur）^②地区的遗迹，或目睹过巴赫特（Bharhut）与桑奇（Sanchi）^③的宝塔（stupa）^④，纵使他以前对印度人丰盈多姿的生活一无所悉，仍然会不由自主，深深感受到此处的心灵倾向与视野和欧洲人大异其趣。对久经希腊训练的欧洲人而言，印度

---

① （译注）海恩·西玛尔（1890—1943），犹太裔德国籍的印度学学者，海德堡大学教授。纳粹上台后，亡命美国，任教于哥伦比亚大学，讲授印度哲学及艺术。

② （译注）婆罗浮图，印尼著名佛塔，位于爪哇岛中部古鲁州马吉郎地区，建于9世纪初年，塔身共分10层，塔底周长达120公尺。整座佛塔的设计及内部雕刻显现了强烈的佛教精神。

③ （译注）桑奇大塔，古印度著名大佛塔，在今印度中央邦马尔瓦地区。最初由阿育王兴建，后续有修建，此塔的树神药叉女像极著名，被视为印度女性美之模型。

④ （译注）stupa，或音译为"窣堵波""塔婆"，意译为"圆冢""功德聚"等。最初形式为圆冢，埋遗体或舍利于土中，累土石堆积其上。至阿育王时，始造复式的塔。

精神涌溢而出的丰饶影象，显现了某种奇特的视野，乍看之下，令人难以亲近。我们西洋人的智性心灵捕捉的乃是外来的事物，正如哥蒂夫德·凯勒（Gottfried Keller）[1]说的，"我们的眼帘承受的是黄金般的丰富世界，我们的眼睛不妨恣意享受"。而我们对于内在世界的理解，也是从外在繁富灿烂的印象推衍而得。甚至于，我们还认为从外界汲取内涵，乃是建立在"感觉之中不存在者，心灵之中也不存在"[2]此一原则之上。这个原则在印度却恍若无效，印度思想与印度艺术仅是"呈现"在感官世界，而非导自感官世界。虽然它们的展现，时常可见到惊人的感性色彩，但它们真正的本质，虽然不能说是超感觉的，却是非感觉的。它们不属于感觉、躯体，或色香的世界，也不是从变形形式中再生的人之情热，或经由印度灵魂之创造性所显现的写实情热。它们的世界毋宁是带着形而上学意味的此世之上的世界，或此世之下的世界。各种奇形怪状即从中生起，并融入熟稔的大地情景中。任何人只要到过南印度喀拉拉地区，仔细看过令人回味无穷的卡达卡利舞者的扮神相貌，即可发现：这当中所看到的任何姿态，没有一样是"自然的"，到处都是诡谲古怪，不是"不及人"，要不就是

---

① （译注）Gottfried Keller（1819—1890），瑞士作家、诗人，小说具有自由主义精神。荣格引文出自《眼之歌》诗中的一节。

② （译注）此当指从洛克以下经验论的立场。

"超乎人"。舞者并不像一般人用走的，他是用滑的；他思考时不是用他的头，而是用他的手。即使他的脸孔也在镂青面具的后面消失不见。我们的日常生活世界里面，找不到一丝一毫，足以和这奇伟壮观的情景相比的。当观赏此一景象时，观者仿若被带进梦幻世界，因为只有在这样的世界里，我们才觉得所遇到的，仿佛有些相似。然而，不管我们所见到的卡达卡利舞者是否为真人真事，或是仅为庙宇的雕刻，都不是黑夜的幽灵幻象。他们极具动感，任何细节都均匀调和，其展现仿如有机体般。他们并非消逝者残存下来的影子或鬼魂，相反地，他们毋宁是得未曾有之实体，这些潜存的实体可在任一时刻跨越存在的界限显现出来。

任何人只要全心全意，沉醉在这些印象中，马上可以发现：印度人并不认为这些姿态如梦似幻，而是当成真实看待。其实，这些姿态触击到我们内心深处时，其力道非常遒劲充沛，难以形容。同时，我们也可发现：当人越被感动时，我们的感官世界也越会潜入一种梦幻中，仿如我们已走在神祇的国境，一切具体逼真。

欧洲人在印度旅行初眼乍见者，到处都呈现一种外在的肉体性。然而，此种见解并非印度人所见的印度，这并非他们的真实。所谓真实，据德文 Wirklichkeitl 语所示，乃是"现出来的"。对我们而言，凡现出来的东西的本质，乃是外在现象的世界。对印度人而言，却是灵魂。感觉世界在他们看来，仅是假象。他们所看到的真实，反而近似我们称呼的梦幻。

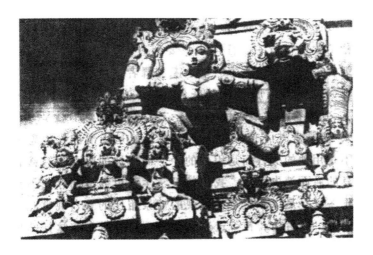

印度艺术给人强烈的感性色彩，连神祇都带有诱人的肉体性格，事实恰好不是这样。

在宗教修行方面，东西洋的奇妙对峙显现得最为清楚。我们常说宗教的提升或宗教的高扬，因为我们认为上帝是宇宙的主宰，我们的宗教是主内兄弟爱的宗教，我们仰天高耸的教会里，有崇高的祭坛。相对而言，印度人讲究的是禅定，亦即经由冥想，向内沉潜。他们认为神性隐藏在一切事物的内部，尤其是在人里面。印度古代的庙宇，其祭坛也往往比地面低二三尺，深藏地中。而且，我们感到羞耻、遮遮掩掩的性器，印度人却视为最神圣的象征。我们相信行动，相对而言，印度人却深信无为。我们宗教的修行是祈祷、畏敬、赞美，印度人认为最重要的却是瑜珈。我们认为瑜珈乃是潜藏在一种无意识的状态，但印度人却称其为最高级的意识状态。瑜珈乃是印度精神最雄伟的展现，同时也是产生这种精神独特走向时，时常使用的工具。

二、《观无量寿经》之冥想

然而，什么是瑜珈？"瑜珈"此字就字义而言，乃是"拴上车轭"之意。意即制服心灵的本能冲动，也就是制服梵语所说的 Kleshas（烦恼）之意。瑜珈的目的就是要拴住这些力量，因为它们将人类系缚在此一世界上。梵语的 Kleshas 如果借用奥古斯丁的话来说，相当于"傲慢"与"欲求"。瑜珈的种类各式各样，但它们的目标完全相同。在这里，我们不想一一介绍，我们想提出来的，乃是除了纯粹心理的冥想的训练法以外，有一种叫哈达瑜珈的，特别值得注意。哈达瑜珈可以说是一种体操，主要是用以训练呼吸及维持奇异的躯体姿势。在这一讲里，我想举出一种瑜珈经典加以说明，此一经典对于瑜珈的心理历程，有相当深邃的洞见。此一经典是佛教的经典，但知者不多，它虽然是用中文写成，但原来是由梵文翻译过来的。著作的年代可以逆推到公元 424 年，这本经典叫做《观无量寿经》（*Amitayur-dbyana Sutra*），德文译本称之为"阿弥陀佛冥想之经典"①。此一经典在日本评价甚高②，隶属于所谓的有神论系统之佛教（净土信仰）。此经典描述原初的佛陀（本初佛或摩诃佛 Mahabuddha）显化为五位冥想的佛陀——禅定佛或禅定菩萨——时的教义。五位冥想的佛陀之一即为阿弥陀佛，亦称"无量光佛"——可放出无量光线的夕日之佛陀③。此佛是极乐世界（Sukhavati）之主，如果释迦牟尼，亦即历史上出现的佛陀，是目前此一世界的导师的话，阿弥陀佛则可称为此一世界的保护者。颇饶趣味的，阿弥陀佛崇拜中，有种类似食用祭仪面包的圣餐仪式，他常被画成手中持着赋予生命的长生食物或盛装圣水的容器。

---

① *Sacred Books of the East*，Vol. XⅡX，Part Ⅱ，p. 161ff。（译注）《东方圣书》为 Max Muller 编，《观无量寿经》为高楠顺次郎所译。原本的梵文本现今尚未发现，目前的中译本是 5 世纪（刘宋）的胡僧畺良耶舍所译。

② 《观无量寿经》甚受日本平安朝佛教界重视，影响日本净土信仰的发展极大。惠心僧都源信的《往生要集》即受此经影响；法然也因为读到唐僧善导的《观无量寿经疏》，才确立自己的信仰。

③ （译注）"阿弥陀"的语源兼有"无量光"（Amitabha）及"无量寿"（Amitayus）之意。

这本经典的导言起自一故事，里面的内容此处不用细表。它大致是说有位皇太子（阿奢世）想夺走他双亲的生命，王后对此极端苦恼，所以只好向佛陀求助，祈求他能派遣两位弟子目莲及阿难下来。佛陀听到后，决定满足她的愿望，因此，两位弟子乃立刻显现。同时，释迦牟尼佛本身也在她的面前现身。释迦牟尼佛指给她看一幻觉，幻觉中有十方世界，从这十方世界中，她可以选择来生希望投胎的国土。王后选择了阿弥陀佛居住的西方国土。佛陀于是教导她来生能够进入阿弥陀佛领土时所需具备的瑜珈。当教导她诸种繁复的道德法则后，他又向她说出底下的一席话。

三、十三层之冥想——定善观

你与众生，应当专心毋逸，念头系于一处，遥想西方。那么，当如何想呢？我今说明如次：所谓想者，凡一切众生，除非天生目盲，否则都可看到日落。因此，你当兴起意念，凛然静坐，凝视西方落日，此时需心意坚定，毫不造作，直到获得夕日之冥想，此际夕阳欲坠，状如悬鼓。既经由观想，获得夕日后，不管尔后闭目开目，皆需使此意象清晰明了，毫无滑动。这就称之为"日想"，也是冥想之初阶。

我们前文已说过，所谓落日，乃是用以比喻能使人长生不老的阿弥陀佛。经文继续描述道：

其次，当作"水想"。凝观清水，想它澄洁空鲜。此意象亦当令它清晰明了，毫无滑动。千万不要因思虑松散，以致消失不见。

前文业已说过，阿弥陀佛能惠赐我们长生不老之水。

既然见过水后，当起"冰想"。想到冰辉莹剔透，你应作琉璃想，此意想成了之后，可见到大地内外皆为琉璃所作，清晖灿烂。此琉璃下面，有金刚七宝金幢，支起琉璃大地。此一金幢八方八楞具足，八方之每一方，皆由百宝组成。而每一宝石皆有千种光明，每一光明都精有八万四千色。这些光色反映到琉璃地上，其效果一如亿万太阳齐照，难以一一分辨。琉璃地面之上，复有黄金之绳布罗其间，并以七宝作成之枢纽加以区分，各部分皆相当洁亮分明……

这种观想成功时，你当冥想其中的事物，一一不许放过，一一皆极分明。不管开眼闭眼，此中意象皆不令流失。除了睡眠时间以外，你当永远记住此事，永藏心中。能达到此种观想阶段者，可以说已粗见极乐国土。假如能达到三摩地（三昧，一种超自然的法尔安然境界）时，对于此佛国净土之细处，更可看得一一分明，然而无法具体言说。这种观想可以名之为"地想观"，称作第三观。

所谓的"三摩地"（三昧），意指"往内翻转"。此时的境界乃是世界所有的关系全被消纳到内在的世界里来[①]。据金幢所示，"三摩地"乃是八重道的第八个阶段。

随之，即冥想阿弥陀佛国土中的宝石之树——亦即宝树观，然后再继之于观水——亦即宝池观。

极乐国土有八池之水，每池之水都由七种宝石构成，每一宝石都轻柔温雅。其产处乃是来自宝石之王处，宝石之王亦名为如意珠王，它可一一圆成所有的祈求在每一宝池中，有六十亿七宝莲花，每一莲花皆弹丸团圆，而且周边恰好相等……宝石之水流转于花丛上下，其声婉转悦耳，清脆可人，演说苦、空、无常、无我等诸种无上之波罗蜜（智慧）。此声也赞美

①　（译注）Samadhi的"sam"意味着"正、集、同、等"，"adhi"则有"维持、支撑"之意。所以Samadhi顾名思义，有"端正持心，使之不变不动"之意。

十方诸佛之法相圆满（三十二相），及由此衍出的诸种优越性质（八十随形好）①。从如意宝王处，还会涌现出微妙难名、雅致无比之金光，金光随之化为百宝色鸟，鸟之鸣声甘甜谐和，极具魅惑。且能常思念"佛"，常思念"法"，并赞美"僧伽"。② 这就是八种功德水之知觉——八功德水想，也是冥想的第五个阶段（第五宝池观）。

关于冥想阿弥陀佛本体，佛陀教导王妃如次："在七宝组成之大地上，作莲华之花想。"此花有八万四千片花瓣，每一花瓣有八万四千条花脉，每一花脉可放出八万四千条光明，"每一光明皆可一一清晰了见"。（第七华座观）

已作此观后，即当观佛陀本体。或有人问：当如何观？因所有如来佛陀（Buddha Tathagata）的精神身体皆是自然之原理（亦即"法身界"Dharmadhatu-kaye），所以可遍入一切众生心想中。③ 所以当你们心头观想佛时，你们的心即在佛中观想到 32 种完美法相，以及伴随而来的 80 种"好"。事实上，佛乃由心作成，即心即佛，十

①　（译注）"三十二相八十种好"通常用于赞美佛陀之身。

②　（译注）实质内涵也就是皈依三宝（佛、法、僧）之意。

③　（译注）原文当为此经名句"诸佛如来是法界身，入一切众生心想中"。

方世界佛陀具足溥博正道之知识，其广如海，如溯其渊源，可发现都是从意识与思想生起。总而言之，当一心不乱，冥想如来佛陀、觉者、神圣而开悟之诸佛。当观想诸佛时，当先观想意象，不管睁眼闭眼，皆可见到一紫金色（Jambunada[①] gold）的宝像，端坐在莲花之上。

既已看到佛像端坐，心眼因此得以清明，观极乐国土、七宝庄严宝地等，皆了了可见……见到这些事物时，务令其清澈不移，仿如观览你的双掌一般……（以上第八像观）

通过此经验者，同时也就可见到十方世界一切诸佛……作这种观想的人，被称作观一切佛身。但因为观想佛身的缘故，所以也是观想佛心。诸佛之心皆是大慈大悲（佛心即是大慈悲），因慈悲无量无涯，佛陀以此广摄众生。能修得此观想的人，死后舍身，转投他世，可以生在诸佛之前，而且可获得断念之心（verzicht，无生忍）[②]，毫不沾染尔后生起之一切事物。所以智者应当收拾心意，集中一处，冥想无量寿佛。（第九真身观）

习得此冥想者，不会处在胎儿之状态，他反而会在洁

---

　　① 　Jambunada，Jambu树的脂液。Jambunada，则指Jambu树的果实之液所形成的河流，它环绕须弥山，但终又回归于Jambu树。

　　② 　（译注）无生忍（Verzicht），译为断念，指不生不灭，一切如如之状态。

净奥妙的诸佛国土间，自由来去。（第十一观，决定往身）

见到此事时，当起心观想，设想自己生于西方极乐世界，在莲华之花中，盘腿结跏趺坐。此时，当观想眼前莲花闭合，其次再观想莲花盛开。莲花开时，复设想有五百色的亮光来照身上。并设想你眼目张开，见到诸佛菩萨遍满空中，且听到水、鸟、树木及十方诸佛皆发出音声。（第十二之普想观）

接着，佛陀又告诉阿难及韦希提：

如一心一意，想往生西方的人，先当观想池水莲花上，有一丈六之佛像结跏趺坐。我们前文业已说过：佛陀实际的躯体无涯无际，其广大迥超出一般凡夫俗子所能意料之外。然而，因为阿弥陀佛如来昔日愿力之效应之缘故，凡有人忆想到他时，必然可以完遂自己的意愿。（第十三之杂想观）

佛陀的纶音盘旋不断，占据了好几页。经文继续论道：

当佛陀说教终了，王后韦希提与五百侍女因亲闻佛陀说法，刹时见到无边广袤之极乐世界，也见到了阿弥陀佛的灵身及二位菩萨（观音与势至）的身躯。

韦希提心生欢喜，乃叹赞道："此事得未曾有！"言毕，当场悟道，并获得永不随事转之断念之心（无生忍）。她的五百位侍女也发愿，想要达到无上的最高智慧；并期望往生佛国。世尊完全记下她们的祈求，并预告她们可以往生彼岸佛国，体验到诸佛现身眼前之三昧境界。

四、修行不及者如何往生——散善观

在补论部分，谈到有关未悟者的命运处，佛陀总结瑜珈的修行如次：

> 如有逼于苦痛，无暇念佛的人。善友应当告诉他：你若不能心中念佛，专一修行，至少也当念"南无阿弥陀佛"，而且态度要虔诚，音声不令中绝。当一方面念佛时，一方面也要不断冥想"南无阿弥陀佛"，前后十回。由于赞扬佛名之故，因此在声声念念中，可以免除掉八十亿劫的生死之罪。而且在命终之际，还可看到金莲花开，状如日轮，停驻在人面前。就在这一念之间，他即可以往生极乐世界。（九品往生、下品下生项）

以上所述，乃是我们关心的瑜珈修行的主要内容。经文分成16种冥想法，此处仅略举其中的部分。但纵然如此不足，对于冥想阶段之说明——浑然出己、豁然顿悟之“三昧”乃其最高之位阶——大体也够了。

五、自己催眠，主动想象

这种修行的初阶，乃是将精神集中在沉沉欲坠的夕阳上，南部热带地方，太阳纵将西沉，其光线依然强热炙人，因此，即使只是短暂一瞥，还是可以感受到强烈的残像。此时，如闭上双眼，暂时也还可见到太阳。众所共知，凝视钻石或水晶球等闪亮眩人的物体，是种催眠术的方法。凝观太阳，应当也同样具有催眠的效果——当然，此处不能真正催人倦眠，因为“冥想”太阳时，必须凝定在太阳上面。这种冥想是对太阳的形状、性质以及意义的一种反照，一种“清明显现”，甚至可以说是一种“活生生的再现”。由于底下一连串的冥想修行中，圆形的地位非常重要，因此，我们大可认为：圆形的太阳盘成了尔后环状幻觉的模型，就如同它所发出的强光，预启了后来放射光芒的幻象。事情至乎此步，经文即可以如此说道：“观想已成。”

下一步的观想是水观，水观并非建立在感官印象上，而是借着能动性之想象方法 ①，冥想出反光的水的意象。然而，依据经验，我们知道水面很容易完全反射阳光。因此，不得不将水观想成"闪耀而透明"的冰。经过这套程序，太阳意象中非物质性的亮光一变而为水的物质形象，再变而为固体的冰的形状。此种训练的目的，明显是要使幻象具体化，让它有血有肉，得以成形。让它在我们熟稔的物质世界中，也可以占据一席之地。换言之，我们可以从心灵的素材中，创造出另外一种实在。此种透明的冰是青色的，但它可变成青色的琉璃，再变为坚固的宝石，接着转化为"大地"。此"大地"当然是"闪耀而透明的"。在这"大地"上，创造出一种安稳不动、绝对现实的基盘。此一青色透明的大地就如同玻璃湖般，穿过它明亮的结构，可以洞观它的底层为何！

接着，所谓的"金幢"又从此底层照耀兴起。此处当注意的是，在梵文里"幢"的发音是 dhvaja，它带有"象

① （译注）能动性之想象（active imagination），荣格心理学的术语，一种主动想象的技巧，它用以摊展人无意识底层的一些内容，尤其是梦中及幻象中的影像。它与梦中纯然不自觉地显现意象大异其趣，但也不是一种主动引导的幻象。它意图使无意识变得意识化，使灵魂自具目的性的特点显现出来。详情参见《文集》第八册的The Transcendent Function，pp. 67–91；以及十八册的The Tavistock Lectures：On the Theory and Practice of Analytical Psychology，pp. 135–182。

征"或者"记号"之意。因此，我们也不妨谈谈象征如何
兴起。很明显地，"伸展至圆阵之八方八楞"的象征，其用
意乃是代表大地之底往八方放射的体系。经文所谓"基底
之八隅"皆因金幢之故，"一切盈满"。此体系之闪耀，其
光芒"何啻于亿万个太阳"，由此可见太阳残像之明亮度，
已增加到难以衡量；而放射之能量，也大幅激增。"黄金之
绳"布遍体系，紧密如网，此观念似乎颇为怪异，但它的
意思其实是说：此体系即经由此种方式，紧密缠联在一起，
再也难以拆离。但万一这套方法失败了，或者因失误而招
致土崩瓦解，其情况如何呢？很可惜，经文并没有稍加解
说。在能动性的想象过程中，如发生病态幻觉的搅乱现象，
不是不可能的，相反地，对专家而言，这种事毋宁经常发
生。因此，在瑜珈的观想中，借着金绳此一意象，强化内
面的稳定性，此种方法一点也不令人讶异。

经文虽然没有明说，但往八方放射的体系，应当即是
阿弥陀佛国土。在此天国中，长满了亭亭当当、清雅可人
的树木，尤其重要的是，阿弥陀佛国境的水，与八角形大
地相互配合之下，水池也被安排成八个。池水的源头是颗
中心之宝石"如意珠王"，一颗可许愿的珍珠，它用以象
征"难以攀企之财富"[1]，一种至高的价值。在中国的艺术

---

① 参见*Symbols of Transformation*，Part D，chs.6 & 7，尤其是
Par.510。

中，它常被造成明月状，而且时和龙联结在一起①。流水吐妙音，其间包含对立的两极，它正在宣扬佛教的基本教义："苦、空、无常、无我"，凡存在皆苦，凡我执都是无常，只有了解非存在（空）与无我以后，才可以使人从这种迷妄中获得解救。由此看来，吟唱之流水无异于佛陀之训诲。此处的救赎之水、智慧之水，如借用奥瑞瑾（Origenes）②的话说，即是一种"教导之水"。同样的，水流源头之珠宝为如意珠王，乃是用以指涉如来佛陀。因此，紧随而来的，乃是要经由观想，重构佛陀之意象。由于这种意象的形成，乃是奠基在冥想之中，因此，我们也可以了解：所谓佛陀，只是瑜珈学者能动的精神而已，换言之，也就是冥想者自己本身，并非他人。这并不只是说佛陀的意象出自"人的心灵与思想"，而且也还意味着：制造这些思想意象之"精神"，就是"佛陀本身"。

---

① 　参见*Psychology and Alchemy*，图形六一。（译注）此为唐代方形铜镜内的雕刻，四神兽中央之圆纽部分。

② 　（译注）Origenes（185—254），古代东方教会的教父代表，受柏拉图思想影响，并将诺斯替教教义融进耶教教义体系中，对后世冥契主义颇有影响。

六、显现本来自己的佛陀

在八角形的阿弥陀佛国土中央，有朵浑圆的莲花，佛陀即静坐其间冥想。佛陀大慈大悲，垂悯众生，其意象极为显著。然而，观想境界中，由内在本质显现出的佛陀，

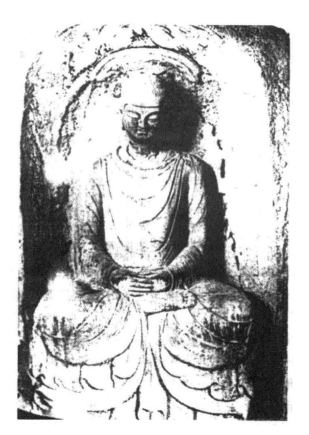

莲花座上冥想之佛陀（坐佛　隋　麦积山 62 窟）

其实就是意指冥想者本来的自己。他体验到自己是宇宙唯一的存在，是至高无上的意识，同时也是佛陀本身。要达到此最终目标，必须先经历长期的锻炼，锻炼心灵具有重构意象的能力，如此才能使学者从虚妄的自我意识所建构成的愁苦虚假的世界，解放出来。反过来说，也才能达到心灵的另一极，在此极中，梦幻泡影的世界已被泯除无余。

七、瑜珈的根本精神

我们这里看到的经文，并不是保存在博物馆里的断简残篇的古文献，因为它目前仍以诸种不同的花样，活生生地藏在印度人的灵魂当中。对欧洲人而言，这些经文记载的可能都是些古里古怪、琐碎不堪的生活支节；但对印度人而言，这些经文却渗透到他们的生活与思想的每一方位。塑造印度人的精神，并加以教化的，并不是佛教，而是瑜珈。佛教是从瑜珈的精神导出的，瑜珈比佛陀发动的历史改革要古老多了，也普及多了。我们如想从最底层了解印度的艺术、哲学与伦理，我们首先必须去体会瑜珈的精神。我们如按照惯例，仅想从外在面了解它，肯定是无济于事的，因为这种方式与印度的精神性本质完全不相应。然而，在此我想先提出警告，在我们西洋人中间，时时可见到有人对于东洋的修行方法发出共鸣，因此，他们常原封不动，全面仿效。然而，做这样的事情通常除了使我们西洋的理智失去灵光外，其他一无所得。当然，如有人不管在伦理层面、或在实际层面，都愿意放弃欧洲的一切，成为彻底的瑜珈修行者。他在菩提树下，敷盖鹿皮，结跏趺坐，毁身灭名，终了一生，那么，我承认他对于瑜珈的理解，可以达到像印度人一般。但假如做不到的话，他不应该假装对瑜珈非常内行的样子，他不能放弃西洋的理性，也不应该放弃，相反地，形而上的模仿以及狂热的倾倒，才该制止。在我们理性可能达到的范围内，我们应该尽量去理解瑜珈。瑜珈的奥秘对于印度人而言，就像耶稣教信仰的神秘对我们的关系一样，甚至更为重要。我们不能容许异教徒揶揄我们信仰的秘仪，同样地，乍看之下诡异的印度修行，我们最好也不要认为他们愚昧荒唐才好，否则，仅会封锁充分理解它的道路。目前，我们欧洲正处在合理主义与启蒙主义的弥天大雾中，因此，基督教教义的精神内涵早已消失不见。连带的，我们对于我们不识不知的事物，也很容易低估它们的价值。

说到头来，我们如要彻底理解某一事物，还必须借用欧洲的方式才行。确实，人有时凭借心情理解的成分较多，等到要找出足以与有待理解的内容配合，并能加以适合表现出来的理智的形式时，才发现困难重重。相反地，也有专凭头脑理解事物的，科学思考的方式最能凸显此点，在这种情况底下，通常无视心情的存在。对我们而言，先采取第一种重心情的方式，再采取第二种重理智的方式，这种做法只能留待读者的善意体谅，及协力合作，才可做到。我们此处要做的首要工作，却是想先动动我们的头脑，看是否能发现在瑜珈与欧洲式的理解之间，有条隐藏性的桥梁？并试试看能否重新架构起来？

八、各种意象的象征体系及其意义

为了达成此目的，我们不得不再度讨论前文已列举过的象征系列。但此次我们考虑的，乃是它们内容的意义。首先，系列的冥想中最早出现的是太阳，太阳是光线与温暖之源，同时无疑地，它也是有形世界的中心点。然而，太阳之为物，其象征总是指向生命的赋予者，它是神性的，或是代表神性的一种意象。在耶稣教的世界里面，就很喜欢用太阳来比喻耶稣。生命的第二种源泉是水，水在南方各国中，意义非常特别。在耶稣教的比喻体系中，它的象征的地位也很重要。比如说，从天国流下的四条河川，或从神殿旁的山腰流出的泉水等意象，都是如此。第二种所说的泉水，还被比喻成耶稣基督腰伤处所流的血。谈到此处，我们还可联想到耶稣和井旁的撒玛利亚妇女对谈的传说，以及由耶稣身体涌溢而出的生命之水的象征。冥想太阳与水，一定要和心理观念上的相关意义连接起来，冥想者因此得从眼前可见的现象，转向现象背后的精神迈进，亦即冥想者逐渐转移到内在的心灵领域上来。此时，太阳与水的物质性、对象性已被剥夺掉，它们所象征的，反而是心灵的内容，亦即象征每个人灵魂之中的生之源泉。我们的意识其实并不是我们自家的产物，而是从连我们都不知的深处涌现上来的。意识从孩童开始，即逐渐觉醒，而且终其一生，每朝都从无意识状态的深眠中生起。意识如同孩儿，它从无意识的原始母胎中，日益成长。我们如果严密考察意识的过程的话，可以发现它不仅受到无意识的影响，而且还以无可计量的、自生自发的观念，以及灵光乍闪的思绪，从无意识中不断生起。冥思阳光与水的意义，就如同深深潜入灵魂的源头，亦即潜入无意识本身。

此处可以看出东洋精神与西洋精神的差异，这种差异就如同我们前文已区别过的，类似高祭坛与深祭坛的区别。西洋人老是追求高扬，东洋人则重沉潜，喜向深处探求。和印度人相比之下，欧洲人认为物性俨然、质地甸重的外在真实，留给他们的印象更深刻也更犀利。因此，欧洲人总喜欢高举自己，遥遥超出此一世界。而印度人却转过头来，喜欢走向幽邃玄远的、母性的大自然里去。

基督教的默想，比如说罗耀拉的《灵操》一书所显现的，也是要集中一切感觉，尽量捕捉圣像，使它具体化。同样地，瑜珈行者观察水时，先要使它变成冰，其次变为琉璃固定下来，在此基础上，才能建立起他所谓的坚固"大地"。我们也不妨说，他在自己的心境中，筑构起坚固的实体，借着此实体，他赋予他内面的、亦即心灵世界内的诸形象，一种具体的实在性，这种实在性是可以取外在世界而代之的。此处，他首先见到的，乃是如同湖水或海水反射阳光时，呈现出的一种湛青水面状（这也是我们西洋人梦中，时常出现的无意识的象征）。在反光的水面下，潜藏着幽邃悄然、玄之又玄的未知深度。

正如经文所述，青石是"透明"的，此处意味着：冥想者的眼力可以深透到灵魂的秘密深处。换言之，他可以看到以前看不到的，或是意识不到的。就物质层面来讲，太阳与水是生命的泉源；就象征层面来讲，它也意味着无意识的内在生命中，一种本质的秘密。至于"金幢"，乃是瑜珈行者透过琉璃大地所见到的象征，它象征着意识的泉源摊展开的诸形状，而这些在早先时候都是无形无象，看也看不见的。到了"禅定"时，冥想者进入深之又深、沉之又沉的境地，无意识即显露出了明确的形状。当意识之光不再照耀外在的感官世界的事事物物时，它即可朗现黝黑幽深的无意识。当感官世界及其牵绊而起的思虑完全被泯除时，内在的世界即清清楚楚地浮上表面来。

九、探求无意识时面临的难题

东洋的经典此处所触及的心灵现象，欧洲人如要理解，极端困难。在欧洲人看来，外界的表象一旦废除，与外界事物关联的心灵一旦成为真空，那么，他立即会陷入主观的幻想状态中。但是，这种幻想与本书经文的意象风马牛不相及，幻想很难预期可以获得好的评价，一般往往视之为廉价物，不值得珍惜，因此，也就容易视之为毫无益处、且无意义，必须要排除在外。然而，这样的一种幻想其实是种"烦恼"（Kleshas），它是失序的、混沌不明的本能驱力，瑜珈想要驾驭的，正是此物。罗耀拉的《灵操》追求的，也是相同的目的。这两种方法都提供冥想者对象，并加以冥想，以完成目的。同时也借着集中意念，冥想意象，将一些了无价值的幻想排除在外。这两种方法，不管是东洋的、还是西洋的，都想直截了当，达成目的。在宗教气氛浓厚的场合中训练冥想，或许可以修得正果，这点我不怀疑。可是，如果没有这样的前提，事情通常不会上轨道，有些后果甚至极为凄惨。人一旦照耀到无意识的领域，他也就立即踏入了朦胧不明的个人无意识范围，这些通常是他想要遗忘的，也是他不想对别人或对自己透露的，他毋宁相信：这些根本不是真的。因此，当他能尽量不要去碰到这黑暗的一隅时，他也就自认为可以逃之夭天，彻底撇清。然而，这样的行为根本不可能躲开这黑暗的一隅发出的力量，也不可能达成瑜珈预期的功能之吉光片羽。只有真正穿越此黑暗领域的行者，我们才可以预期他可以有更大的进展。总而言之，原则上我反对欧洲人毫无批判地采用瑜珈的修行方法，因为我非常了解：欧洲人有逃避他们黑暗的一隅的倾向。由此出发，当然一切都会变得毫无意义、毫无价值。

我们西洋的世界中（除了耶稣会的《灵操》此极端罕见的个例外），可以和瑜珈相比的，一直没有发展出来，其深层的理由，也即在此。我们西洋人对于个人的无意识之恐怖光景，一直有深不见底的畏惧感。因此，欧洲人通常总喜欢将自己的事暂且搁置一旁不论，然后向旁人论道：事情该如何如何。认为改善全体须从个人做起，甚至从自己做起的想法，我们根本连想都没想过。不但如此，许多人甚至认为窥视自家内部景象，是种病态的行为，它很容易令人忧心忡忡。至少有某位神学家曾对我如此断然宣布过。

我先前说过：可以和瑜珈媲美的东西，西洋人并没有发展出来，这种说法并不是很严密妥当。因为相应于我们欧洲人特殊的观点，我们也发展出一套处理"烦恼"的医学心理学（精神分析），我们称之为"无意识的心理学"。

从弗洛伊德开始，此一运动即对人性中阴影面①的重要性及其对于意识的影响，皆有所体会。因此，无意识的问题相当引人注目，广受讨论。但是，弗洛伊德心理学关怀的事事物物，我们的经文却缄默不语，认为事情早已处理过了。瑜珈行者对于"烦恼"的世界虽然非常熟悉，可是他们的宗教带着"自然的"性格，因此，对我们西洋人面临"烦恼"时，常有"道德上的冲突"这一事实，可说完全陌生。伦理上的两难窘局，使得我们自身与我们阴影的部分分离开来。印度的精神是从自然处生长起来的；相形之下，西洋的精神却与自然对立。

十、超越个人的无意识领域

对我们而言，琉璃大地根本不可能透明，因为有关"自然本性中的恶之问题"，还没有解决。问题"应该"是可以解答的，但决不能靠着肤浅的理性主义的论证，以及靠着理智性的喋絮不休，获得答案。伦理上负责任的人可

① （译注）阴影（Shadow），荣格心理学术语。荣格认为阴影是人性结构中必然会有的面相，就像任何光一定会投下阴影一样。人格的成长很重要的工作即是要将阴影的部分整合到心灵上来。人如果没办法正视己身的阴影，强压抑之，或乱投射之，只会带来精神错乱等种种的祸害。

能可以给予正确的答案，可是想要求得廉价的处方或执照等东西，肯定是不会有的。我们除非付上了最后的一毛一厘，否则，琉璃大地绝不会变得透明。我们的经典对于个人空想构造成的幻影世界，亦即对个人的无意识领域内的诸多事物，采用一种象征的形式说明。这种象征乍看之下，颇为怪异。它是种几何型的结构，光线从中往外放射，分成八等份——一种"八方物"（ogdoad）。在此图中心，显现佛陀坐在莲花上，此处最关键性的体验乃是：冥想者获得终极知识，知道他自己本身就是佛。因此，导入故事中的命定情节，就一举解决了。往中心集中的象征，无疑地是意念高度集中的状态。但诚如前文所说，要达到此一状态，需将感觉世界的印象，以及联系客体表象之关心等泯除掉，彻底实行往意识背后翻转的修行方式。等到不但与客体相联的意识世界消失不见，连意识中心的自我也邈然无踪时，光明灿烂的阿弥陀佛世界即可显现。

如用心理学的观点来看，这可以说显现出个人的空想与冲动的世界的背后（或下方），一种无意识的深层内容变得明晰可见。和早期"烦恼"之混沌无序两相对照之下，我们可以说此时是秩序极端严整，且和谐交融。如再和早期的杂乱纷纭相比，此时象征菩提曼荼罗（bodhimandala）——显现顿悟之咒术圈轮——蕴含万有，化为一体。

当黝暗混沌的个人无意识变为透明，一种超个人的、涵摄万有的无意识随之呈现。我们的心理学如何评断印度人这种观点呢？现代心理学这样认为：个人的无意识只是上面的一层，它建立在一种性质完全不同的根基上面，这种根基我们称之为集体无意识。为什么要提出这样的名称呢？因为这种深层的无意识与个人的无意识，以及其纯粹个人性的内容不同，在深层的无意识中的意象带有明显的神话性格。换言之，如从这意象的形式与内容判断，它与遍布各地、构成神话根基的那些原生观念，是颇为一致的。这些原生意象也不是个人性的，而纯粹是超个人的，因此，也是对一切人都通用的。换言之，它显现在所有民族与所有时代的神话与传说中，而且也见之于毫无任何神话知识的个人身上。

我们西洋的心理学可以科学地证明：在无意识深层，有种纯一的向度，因此，它实际上可达到和瑜珈相同的境地。我们探讨无意识时，发现其间虽有形形色色的神话主题，显现了无意识自体的多样性。但是其结局却同样归结于一个中心，亦即一种放射状的体系。这体系反过来也成了集体无意识的中心或本质。瑜珈的洞见与心理学的探究相当一致，此事颇值得注意。此中心之象征，我称之为"曼荼罗"，这个术语在梵语中有"圆"的意思。

一定会有人质疑：到底怎么回事，科学居然可以得到这样的结论？我们的回答是：达到上述的目的有两条途径。

第一条是历史的。比如我们研究中世纪自然哲学（炼金术）的内观法时，可以发现圆——尤其是四分割的圆总是被反复使用，以象征中心之原理。很明显地，这种方法是从教会使用的四象性（quaternity）①之比喻借来的。在这种比喻中，或以《四福音书》的作者环绕着"荣光的耶稣"，或配上天国的四条河川，或配上四方风等意象，情况不一而足。

第二条是经验的——心理学的。在心理治疗的某个阶段，患者时常会自发性地描绘曼荼罗的图案，这种事情或许肇因于他们的梦中所见，要不然就是为了急于补偿心的混乱，所以觉得有必要借严整统一的圆形，来满足之。比如我们瑞士的民族圣人福留耶的尼古拉斯（Nicholas of Flue）即曾经历过这种类型的经验。直到今天，我们还可以在莎克榭露的管区教会，见到描绘他的经验的三位一体

---

① （译注）四象性（quaternity），荣格认为四象性是普见于全世界的原型，它是构成全部判断力的逻辑基础。在人的心理层面上，也有四个方位，此即感觉、思维、情感、直觉，这四种功能是构成人的心灵活动的内涵。如果说最圆满的形式是球形或圆形，则最自然的分裂形式当是四象。陆象山说孟子精神"十字打开"，亦仿佛有此义。

的幻象。他借着某位德国冥契主义者的小书 ① 中所画的圆形，成功地溶化了伟大而畏怖的幻象，这些幻象曾使他从内心底层为之撼动。

然而，莲花中结跏趺坐的佛陀，我们的经验心理学该如何解释？从理论上讲，西洋的曼荼罗中，应该冠上耶稣——在中世纪时期，西洋确实也有过这样的象征形状。然而，多数现代人体验到的曼荼罗，假如它真的自动生起，而没有受到成见或外来的暗示作用，那么，我们是看不到耶稣的影子的；至于莲花座中的佛陀意象，自然更看不到了。但从另外的观点来看，希腊正教的等边形十字，或者明显地模仿佛教的卍图形等例子，却又不时可以看到。这种奇妙的事情极令人感兴趣，但此处却不能再予讨论 ②。

然而，基督教的曼荼罗与佛教的曼荼罗间，其差异诚然微细精妙，可是距离也可说是很大。基督徒在默想中，不能说我就是基督，而只能如保罗般地说道："不是我，而是基督在我中间生活。"可是我们此处的经典却说："汝当知，汝即为佛。"根本上说来，两种告白是相同的，因为佛

---

① 参见Stoeckli，*Die Visionen des Seligen Bruder Klaus*，Einsiedeln，1933。（译注）荣格曾有文章专论Bruder Klaus，参见《文集》十一册。

② 参见*Psychology and Religion*，Pars. 136ff。

教徒如要达到这种认识，他必须先"无我"。但在表现的方式上，其差异之大是难以衡量的。基督徒只能"在基督中"，完成目的；但佛教徒知道"他自己"就是佛。基督徒要走出变动万方、以自我为中心的意识世界；但佛教徒却"当下"安居于他内在本性的永恒基础上。人内在的本性可以和神性或普遍的存在合而为一，在印度其他的宗教中，我们也可以看到相同的思考方式。

第十一章

易与中国精神 ①

我不是汉学家，但因为个人曾接触过《易经》这本伟大非凡的典籍，所以愿意写下这篇序言，以作见证。同时，我也想借此良机再向故友理查德·魏礼贤（Richard Wilhelm）致敬[1]，他深切体会到他翻译的这本典籍《易经》在西方是无可比拟的，在文化上也有相当重要的意义。

假如《易经》的意义很容易掌握，序言就没有必要写。但事实却不是这样，重重迷障正笼罩在它上面。西方学者往往将它看成咒语集，认为它太过晦涩难懂，要不然

① （译注）魏礼贤（1873—1930），德国人，杜宾根大学神学系毕业，1897年成为新教牧师，1899年魏氏到刚成为德国属地的青岛来，担任教会牧师，负责传教工作。此后22年一直留在中国，直到第一次大战结束后，才返回德国。但两年后，他又被任命为北京德国使馆的学术顾问，且一度成为北京大学教授，1924年任务结束后返国。随即在法兰克福大学担任中国学讲师，并设立中国学研究所，6年后逝世。魏氏大半生待在中国，与中国关系极为特殊。荣格见到晚年的魏氏时，发现他全身汉化，几乎已忘掉自己原来的身份。魏氏对这点也不讳言，他曾向荣格夸耀道，他平生感到最满意的一件事情，乃是"在华期间，从来没有对任何人洗礼过"。不但如此，1913年他还与流落青岛的硕老共立"尊孔文社"，劳乃宣赞美他"以西人而读吾圣人之书，明吾圣人之道者也"。荣格在纪念魏氏的文章中，提及魏氏临死前夕，荣格见到他全身汉化装扮的幻象在荣格面前出现，其叙述极为诡异生动。魏氏乃德国汉学界开创者之一，翻译中国古典著作极多，有关中国哲学的著作亦不少。荣格后来与他交往颇密，曾先后为魏氏翻译的《易经》及《太乙金华宗旨》写过专文评介，荣格晚年的主要思想之一"同时性原理"受这些中国典籍的启发不小。

就是认为它了无价值。理雅格（Legge）的翻译，是到目前为止唯一可见的英文译本，但这译本并不能使《易经》更为西方人的心灵所理解[1]。相对之下，魏礼贤竭尽心力的结果，却开启了理会这本著作的象征形式之大道。他曾受教于圣人之徒劳乃宣[2]，学过《易经》哲学及其用途，所以从事这项工作，其资格绰绰有余。而且，他还有多年实际占卜的经验，这需要很特殊的技巧。因为魏氏能掌握住《易经》生机活泼的意义，所以这本译本洞见深邃，远超出了学院式的中国哲学知识之藩篱。

一、占卜之为物

魏礼贤对于《易经》复杂问题的说明，以及实际运用

---

① 理雅格批判爻辞之言如下："按照我们的想法，能够组合象征图式的人应该是个很好的诗人，但《易经》所为，只能让我们联想起冬烘的学究。爻辞的数目在三百五十以上，但绝大部分荒诞不经。"（《易经》，页22）这位作者又论及象辞与象辞道："但为什么——我们可以追问道——为什么它们竟然以线形排列的图像呈现在我们面前？而且还如此混乱不堪，处处都是象征？"（页25）可是，我们却不曾听过：理雅格有丝毫的意愿，要将那种方法实地试验一下。

② （译注）魏礼贤的《易经》德文译本即将杀青之际，劳乃宣突告逝世，所以此书的译本，可说是劳、魏两人合作下的产物。劳乃宣（1843—1924），桐乡人，汉字改革的前驱之一，但在政治与文化上趋向保守，平日以清朝遗老自居。他与魏礼贤在青岛共事过，魏氏对他甚为礼遇。

它时所具有的洞见，都使我深受其益。我对占卜感到兴趣已超过 30 年了，对我而言，占卜作为探究潜意识的方法，似乎具有非比寻常的意义。我在 1920 年代初期遇到魏礼贤时，对《易经》已经相当熟悉。魏礼贤除了肯定我所了解的事情以外，还教导我其他更多的事情。

我不懂中文，而且也从未去过中国，但我可以向我的读者保证，要找到进入这本中国思想巨著的正确法门并不容易，它和我们思维的模式相比，实在距离得太远了。假如我们想彻底了解这本书，当务之急是必须去除我们西方人的偏见。比如说：像中国人这样天赋异禀而又聪慧的民族，居然没有发展出我们所谓的科学，这真是奇怪。事实上，我们的科学是建立在以往被视为公理的因果法则上，这种观点目前正处在巨变之中，康德《纯粹理性批判》无法完成的任务，当代的物理学正求完成。因果律公理已从根本处动摇，我们现在了解我们所说的自然律，只是统计的真理而已，因此必然会有例外发生。我们还没有充分体认到：我们在实验室里，需要极严格地限制其状况后，才能得到不变而可靠的自然律。假如我们让事物顺其本性发展，我们可以见到截然不同的图象：每一历程或偏或全都要受到几率的干扰，这种情况极为普遍，因此在自然的情况下，能完全符合律则的事件反倒是例外。

正如我在《易经》里看到的，中国人的心灵似乎完全被事件的几率层面吸引住了，我们认为巧合的，却似乎成了这种特别的心灵的主要关怀。而我们所推崇的因果律，却几乎完全受到漠视。我们必须承认，几率是非常非常地重要，人类费了无比的精神，竭力要击毁且限制几率所带来的祸害。然而，和几率实际的效果相比之下，从理论上考量所得的因果关系顿时显得软弱无力，贱如尘土。石英水晶自然可以说成是种六面形的角柱体——只要我们看到的是理想上的水晶，这种论述当然非常正确。但在自然世界中，虽然所有的水晶确实都是六角形，却不可能看到两个完全相同的水晶。可是，中国圣人所看到的却似乎是真实的，而非理论的形状。对他来说，繁复的自然律所构成的经验实体，比起对事件作因果的解释，更要来得重要。因为事件必须彼此一一分离后，才可能恰当地以因果处理。

《易经》对待自然的态度，似乎很不以我们因果的程序为然。在古代中国人的眼中，实际观察时的情境，是几率的撞击，而非因果键链会集所产生的明确效果；他们的兴趣似乎集中在观察时几率事件所形成的缘会，而非巧合时所需的假设的理由。当西方人正小心翼翼地过滤、较量、选择、分类、隔离时，中国人情境的图像却包容一切到最精致、超感觉的微细部分。因为所有这些成分都会会聚一起，成为观察时的情境。

因此，当人投掷三枚硬币，或者拨算49根蓍草时，这些几率的微细部分都进入了观察的情境的图像中，成为它的一部分——这"部分"对我们并不重要，但对中国人的心灵来说，却具有无比的意义。在某一情境内发生的事情，无可避免地会含有特属于此一情境的性质。这样的论述在我们看来，可以说陈腐不堪。但这里谈的不是抽象的论证，而是实际的状况。有些行家只要从酒的色泽、味道、形态上面，就可以告诉你它的产地与制造年份。有些古董家只要轻瞄一眼，就可非常准确地说出古董或家具的制造地点与制造者。有些占星家甚至于在以往完全不知道你的生辰的情况下，却可跟你讲你出生时，日月的位置何在，以及从地平面升起的黄道带征状为何。我们总得承认：情境总含有持久不断的蛛丝马迹在内。

换言之，《易经》的作者相信卦爻在某情境运作时，它与情境不仅在时间上，而且在性质上都是契合的。对他来说，卦爻是成卦时情境的代表——它的作用甚至超过了时钟的时辰，或者历表上季节月份等划分所能做的，同时卦爻也被视为它成卦时主要情境的指引者。

二、偶然的一致之意义——同时性

这种假设蕴含了我所谓的同时性这种相当怪异的原则 ①，这概念所主张的观点，恰与因果性所主张的相反，后

————————

①　（编者按）可参考荣格的《同时性：非因果的联接法则》一文，在此文中（页450—453），他对于《易经》同时性的层面颇为关注。

者只是统计的真理，并不是绝对的，它是种作用性的臆说，假设事件如何从彼衍化到此。然而同时性原理却认为事件在时空中的契合，并不只是几率而已，它蕴含更多的意义，一言以蔽之，也就是客观的诸事件彼此之间，以及它们与观察者主观的心理状态间，有一特殊的互相依存的关系。

古代中国人心灵沉思宇宙的态度，在某点上可以和现代的物理学家媲美，他不能否认他的世界模型确确实实是心理物理的架构。微物理的事件要包含观察者在内，就像《易经》里的实在需要包含主观的、也就是心灵的条件在整体的情境当中。正如因果性描述了事件的前后系列，对中国人来说，同时性则处理了事件的契合。因果的观点告诉我们一个戏剧性的故事：D 是如何呈现的？它是从存于其前的 C 衍生而来，而 C 又是从其前的 B 而来，如此等等。相形之下，同时性的观点则尝试塑造出平等且具有意义的契合的图像。ABCD 等如何在同一情境以及同一地点中一齐呈现。首先，因为物理事件 AB 与心理事件 CD 具备同样的性质；其次，它们都是同一情境中的组成因素，此情境显示了一合理可解的图像。

《易经》六十四卦是种象征性的工具，它们决定了六十四种不同而各有代表性的情境，这种诠释与因果的解释可以互相比坲。因果的联结可经由统计决定，而且可经由实验控制，但情境却是独一无二，不能重复的，所以在正常状况下，要用同时性来实验，似乎不可能①。《易经》认为要使同时性原理有效的唯一法门，乃在于观察者要认定卦爻辞确实可以呈显他心灵的状态，因此，当他投掷硬币或者区分蓍草时，要想定它一定会存在于某一现成的情境当中。而且，发生在此情境里的任何事情，都统属于此情境，成为图像中不可分割的部分。一把火柴扔到地板上后，可以形成符合那个情境的图式。但如此明显的真理如真要透露它的含义，只有读出图式以及证实了它的诠释以后，才有可能。这一方面要依赖观察者对主观与客观情境具有足够的知识，一方面要依赖后续事件的性质而定。这种程序显然不是习于实验证明或确实证据的批判性心灵所熟悉的，但对于想从和古代中国人相似的角度来观察世界的人士来说，《易经》也许会有些吸引人之处。

三、请教《易经》

我以上的论证，中国人当然从未想过，不但未想过，而且事情恰好相反。依据古老传统的解释，事实上是经由

---

①　可参考J.B.Rhine, *The Reach of the Mind*。（译注）荣格指出来恩（Rhine）的实验对证明同时性原理非常重要。因为来恩做的超心理学实验，牵涉到心理事件与物理事件间的关联，这正是同时性原理最主要的关怀所在。

神灵诡秘方式的作用之后，蓍草才能提出有意义的答案①。
这些力量凝聚在一起，成为此书活生生的灵魂②。由于此书
是种充满灵的存有，传统上认为人们可向《易经》请问，
而且可预期获得合理的答复。谈到此处，我灵光一闪，突
然想到：如果外行的读者能见识到《易经》怎样运作，也
许他们会感兴趣。为此缘故，我一丝不苟，完全依照中国
人的观念做了个实验：在某一意义下我将此书人格化了③，
我要求它判断它目前的处境如何——也就是我将它引荐给
英语世界的群众，结果会怎样？

　　虽然在道家哲学的前提内，这样的处理方法非常恰
当，在我们看来却显得过于怪异。但是，即使精神错乱导
致的诸种幻觉或者原始迷信所表现出来的诸种诡谲，都不

---

　　①　他们即称作"神"，意即仿若神灵，"天生神物"（雅理
格译本，页41）。（译注）《系辞·上》。

　　②　（译注）当代学者多认为"易"之一字，可能是由"覡"
字而来，这种假说相当坚强有力。《说文解字》："覡，能齐事神明
者也，在男曰覡，在女曰巫。"占卜与鬼神或超乎人力之外的神秘力
量有关，先秦典籍中处处可见，兹不多录。

　　③　（译注）《易》因为代表天地鬼神之灵力，所以占卜时，
需要将其视同睿智的长者看待，并以之请示。如《尚书·洪范篇》
所说，君王有疑问时，当"谋及乃心，谋及卿士，谋及庶人，谋及卜
筮"。《礼记·祭义篇》也提到"昔者圣人建阴阳天地之情，立以为
易。易抱龟南面，天子卷冕北面，虽有明知之心，必进断其志焉！"

曾吓着我 [1]，我总尽量不存偏见，保持好奇，这不就是"乐彼新知兮"吗？那么，此次我为何不冒险与此充满灵的古代典籍对谈一下呢？这样做，应当不至于有任何伤害，反而还可让读者见识到源远流长、贯穿千百年来中国文化的心理学的方法。不管对儒家或者道家学者来说，《易经》都代表一种精神的权威，也是一种哲学奥义的崇高显现。我利用投掷钱币的方法占卜，结果所得的答案，是第五十卦——鼎卦 [2]。

假如要与我提的问题的方式相应，卦爻辞必须这样看待:《易经》是位懂得告谕的人士。因此，它将自己视作一座鼎，视作含有熟食在内的一种礼器，食物在这里是要献给神灵歆享用的。魏礼贤谈到这点时说道:

> 鼎是精致文明才有的器物，它示意才能之士应当砥砺自己，为了邦国利益牺牲奉献。从这里我们可以看到文明在宗教上已达到巅峰。鼎提供牲礼，献给上帝……上帝的明命则在先知与圣人身上显现，因此，

---

① （译注）荣格对占星术、炼金术、形形色色的占卜、远古与东方的神秘主义、瑜珈等，皆甚感兴趣。在他的口述自传 *Memories, Dreams, Reflections* 一书中，荣格提到过他自己亲身经历到的几次超自然经验。

② （编者按）参见译本，页193以下。

尊崇他们即尊崇上帝。透过了他们，上帝的旨意应当谦卑地接受下来。

回到我们的假设，我们必须认定:《易经》在此是在给自己作见证。

当任何一卦的任何一爻值六或九之时，表示它们特别值得注意①，在诠释上也比较重要②。在我卜得的这个卦上，神灵着重九二、九三两爻上的九，爻辞说道:

九　　二

鼎里面有食物

我的同伴却忌妒我

但他们不能伤害我

---

① （译注）此处所说的六、九当非指代表阴爻的六及代表阳爻的九，因为易经的卦全部是由此两种象征符号所组成，谈不上变化。荣格此处所说，当指占卜时实际出现的值数。《系辞·上》:"大衍之数五十，其用四十有九。分而为二以象两，挂一以象三，揲之以四以象四时……是故四营而成易，十有八变而成卦，八卦而小成……"根据此种原则实际推演的结果，每一爻出现的可能状况有四，分别以六、七、八、九代之，六为老阴，七为少阳，八为少阴，九为老阳。七、八是不可变的阳、阴爻，六、九则为可变之阴、阳爻，老阴、老阳在占卜时相当重要。参见高亨:《周易筮法新考》。

② 参看对于方法的解释，同上，页721以下。

何其幸运 ①

《易经》说它自己："我有（精神）粮食。"分享到伟大
的东西时，常会招来忌妒，忌妒之声交加是图像里的一部
分 ②。忌妒者想剥夺掉《易经》所拥有的，换言之，他们想
剥夺掉它的意义，甚或毁掉它的意义。但他们的恶意毕竟
成空，它丰富的内涵仍然极为稳固，它正面的建树仍没有
被抢走。爻辞继续说道：

九　三

鼎的把柄已更改

其人生命之途受到阻碍

肥美的雉鸡尚未被享受

一旦落雨，悔恨必有

然幸运必落在最终的时候 ③

把柄是鼎上可以抓的部分，它指出了《易经》（鼎

---

① （译注）"鼎有实，我仇有疾，不我能即，吉。"

② 比如说，在古代拉丁炼金术的典籍里，尤其在11世纪或12
世纪写就《智者雅集》的（*Turba philosophorum*）一书中，"invidi"
（嫉妒）是经常可见的意象。

③ （译注）"鼎耳革，其行塞，雉膏不食，方雨亏悔，终吉。"

卦）里的一个概念①（德文的"把柄"作 Griff，"抓"作 gegriffen，"概念"作 Begriff）。但随着时光流逝，这个概念显然已有改变，所以我们今天已不再能够把握《易经》，结果"其人生命之途受到阻碍"。当我们不再能从占卜睿智的劝谕以及深邃的洞见中获得助益时，我们也就不再能从命运的迷宫以及人性的昏暗中辨别出明路。肥美的雉鸡是餐盘上的精华，大家却不再想动它。然而，当饥渴的大地再度承受甘霖，也就是空虚已被克服，痛失智慧的悔恨也告一段落时，渴望已久的时机终再降临。魏礼贤评道："此处描述一个人身处在高度发展的文明中，却发现自己备受漠视，其成效备受打击。"《易经》确实在抱怨它的良质美德受人忽视，赋闲在地，可是它预期自己终将会再受肯定，所以又自我感到欣慰。

四、《易经》答语之意义

针对我向《易经》质询的问题，这两段爻辞提出了明确的解答，它既不需要用到精微细密的诠释，也不必用到任何精构的巧思以及怪诞的知识。任何稍有点常识的人可

---

① concept这个字源自拉丁文的concipere，"聚集"之意，例如：聚集在器皿里。而concipere此字则又从capere而来，有"拿取""抓"之意。

领会答案的含义，这答案指出一个对自己相当自信的人，其价值却不能广为人承认，甚至于连广为人知都谈不上。答者看待自己的方式相当有趣，它视自己为一容器，牲礼借着它奉献给诸神，使诸神歆享礼食。我们也可以说：它认定自己为一礼器，用以供应精神粮食给潜意识的因素或力量（神灵），这些因素或力量往往向外投射为诸神 ①——换言之，其目的也就是要正视这些力量应有的分量，以便引导它们，使它们进入个体的生命当中，发挥作用。无疑

---

① （译注）荣格所说的"无意识"（the unconscious）极为重要，也极为特殊，它可分两部分，在上一层的是"个人的无意识"；底下一层的，则为包含"本能"与"原型"在内的"集体的无意识"。前者是个人的因素，后者则是普遍的，每个人皆有，不由后天经验而来。原型具有神圣的性质，它可以往外投射为佛陀、耶稣或亚当的形象，也可投射为象征性的曼荼罗等图式，它甚至可以上帝的意象出现。事实上，在荣格的心理学体系中，上帝与无意识的关系如何划分，是个很严重的问题，他如此解释道："只有透过精神，我们才能知道上帝对我们发挥作用，但我们不能确定到底这作用是出之于上帝，或是出自无意识。我们不能辨别上帝与无意识是否为两种不同的实体，因为两者都是具有超越性质的边际概念。但就经验所能及的而言，大可说是在无意识当中，代表圆满的原型自动地在梦境等处自行展开，而且超自觉地联系其他的原型，并向此中心汇聚而来。由此看来，如说原型产生了上帝的象征，并非不可说。上帝的意象与无意识本身并非完全符合，而是与其内容中的自我之原型相一致。就经验而言，我们无从分辨原型与上帝的意象。"（全集，册十一，页468等）

地，这就是宗教一解（religio）最初的含义 ①——小心凝视，注意神奇存有（numinous）②。

《易经》的方法确实考虑了隐藏在事物以及学者内部的独特性质，同时对潜藏在个人潜意识当中的因素，也一并考虑了进去。我请教《易经》，就像某人想请教一位将被引荐给朋友认识的先生一样，某人会问：这样做，这位先生是否觉得高兴？《易经》在答复我的问题时，谈到它自己在宗教上的意义，也谈到它目前仍然未为人知，时常招致误解，而且还谈到它希望他日可重获光彩——由最后这点显然可以看出：《易经》已瞥见我尚未写就的序言③，更重要地，它也瞥见了英文译本。这样的反应很合理，就像我们可从相同处境的人士预期到的情况一样。

但是，这种反应到底是如何发生的？我只是将三枚小铜板轻掷空中，然后它们掉下、滚动，最后静止不动，有时正面在上，有时反面在上。此种技巧初看似乎全无意义，

---

① 此依古典的字源学而论。religio由religare而来，后者由教父所创，含有"重新联系""再次结合"之意。

② （译注）此一词语渊源甚长，但主要是经由R. Otto, *Idea of the Holy*引用后，才成为重要的哲学概念，此一词语很难翻译，它含有人面对超越的神祇时，一种难以言说、神圣、恐惧及自觉渺小、贱若尘土等感觉，旧约中的耶和华最足以突显此特色，他甚至可超出一般的伦理规范之外。

③ 我做此实验，乃在我确实写下此序言之前。

但具有意义的反应却由此兴起，这种事实真是奥妙，这也是《易经》最杰出的成就。我所举的例子并不是独一无二的，答案有意义乃是常例。西方的汉学家和一些颇有成就的中国学者很痛心疾首地告诉我①:《易经》只是一些过时的咒语集。从谈话中，这些人士有时也承认他们曾向算命的相士——通常是道教的道士——请求占卜。这样做当然"了无意义"，但非常怪异的是：所得的答案竟然和问者心理学上的盲点极度吻合。

　　西方人认为各种答案都有可能答复我的问题，我同意这种看法，而且我确实也不能保证：另外的答案就不会有同等重要的意义。但是，所得到的答案毕竟只能是第一个，而且也是仅有的一个。我们不知道其他诸种可能的答案到底为何，但眼前这个答案已令我非常满意。重问老问题并不高明，我不想这样做，因为"大师不贰言"。笨拙而繁琐的学究的研究方式，老是想将这非理性的现象导入先入为主的理性模式，我厌恶这种方式。无疑地，像答案这样的事物当它初次出现时，就应当让它保持原样，因为只有在

---

　　① 　（译注）可能是指胡适，30年代中期，荣格曾与胡适会面，并向他请教《易经》的问题，胡适跟他说此书不足一观，它除了迷信之外，一无所有。从行文看来，此次的会谈大概不是很愉快。参见荣格著《回忆·梦·思考》（刘国彬、杨德友译，辽宁人民出版社，1988）附录《谈理查德·威廉》，页600—601。

当时，我们才晓得在不受人为因素的干扰下，回归到自体的本性是个什么样子。人不当在尸体上研究生命。更何况根本不可能重复实验，理由很简单，因为原来的情境不可能重新来过。每一个例都只能有一个答案，而且是最初的那个答案①。

且再回到卦本身。鼎卦全体都发挥了那重要的两爻所申论的主题②，这一点毫不奇怪。卦的初爻说道：

> 鼎颠倒了它的足
>
> 以便清除沉滞之物
>
> 有人娶妾为的他儿子的缘故
>
> 无怨无诉③

《易经》就像一只废弃的鼎，翻转在一旁，无人使用。

----

① （译注）荣格这里的观点可以说是为"初筮告，再三渎，渎则不告"（《易经·蒙卦》）下一最佳注脚，其言自成一种理路。然自另一方面而言，古人占卜，不一定专主一物，如有时兼用龟蓍，而两者启示之吉凶可能各不相同，此时如何解释，即颇费周章。也有同一种现象，而解释出入甚大者，如何取舍，亦是一大难题，荣格对此皆无解释。

② 中国人占卜时，只解释卦里的变爻，可是，我发觉在大部分的案例里，卦中所有的爻都是相关的。

③ （译注）"鼎颠趾，利出否，得妾以其子，无咎。"

我们需要将它翻转过来，以便清除沉淀之物，爻辞如是说道。这种情况就像有人在他的妻子没有子女时，才另娶妾妇，《易经》所以再度被人触及，也是因为学者再也找不到其他的出路后所致。尽管妾妇在中国有半合法的地位，实际上，她只是尴尬地暂处其位而已。同样地，占卜的巫术方法也只是为求得更高目标时所利用的方便途径罢了。虽然它只偶尔备用，但它的心里没有怨尤。

第二、三爻前已述及，第四爻论道：

鼎足折断

王餐四散

污及其臣

何其不幸①

鼎在这里已开始使用，但情况显然很糟，因为占卜被误用了，或者遭到了误解。神灵的食物掉了一地，其人的颜面尽失。理雅格如此翻译："臣民将因羞愧而脸红。"误用鼎这类的礼器真是大不敬，《易经》在此显然坚持自己作为礼器应有的尊严，它抗议被亵渎使用。

第五爻论道：

① （译注）"鼎折足，覆公餗，其形渥，凶。"

鼎有黄色的把柄金色的环

永保不断 ①

《易经》似乎重新正确地（黄色）为人理解，亦即透过了新的概念，它可被掌握住，这概念甚有价值（金色）。事实上也是如此，因为有了新的英文译本以后，此书比起以往，更容易让西方世界接受。

第六爻则说道：

鼎有玉环

大吉大利

无往不前 ②

玉以温润柔美著称，假如环是用玉制成的，整个容器看来必定是绮丽精美，珍贵非凡。《易经》此时不仅是踌躇满志，而且还是极度地乐观。我们只能静待事情进一步的发展，但同时也得对《易经》赞成新译本此种结果感到称心快意。

在上述这个例证当中，我已尽可能客观地描述占卜运

---

① （译注）"鼎黄耳金铉，利贞。"

② （译注）"鼎玉铉，大吉，无不利。"

作的情况。当然，运作的程序多少会随着所提问题的方式的不同，而与之变化。比如说，假如某人身处在混乱的情境里，他也许会在占卜时现身为说话者的角色。或者，假如问题牵涉到他人，那个人也许会成为说话者。然而，说话者的认定并不全部依赖所提问题的态度而定，因为我们和我们伙伴的关系并不永远由后者决定。通常我们的关系几乎全仰赖我们自己的态度——虽然我们常忽略此项事实。因此，假如个人没有意识到他自己在关系网中所扮演的角色，他终将会感到惊讶：怎么会和预期的恰好相反。他自己就像经文偶尔指引的一样，可能成为主要的角色。有时我们将某一情境看得太严重，过分夸大了它的重要性，当我们请示《易经》时，答案会指向潜藏在问题里面一些被忽略的层面，这种情况也可能发生。

刚开始时，这样的例子也许会使人认为占卜虚妄不实。据说孔子所得的答案仅有一次是不理想的，他得到了第廿二卦，贲卦——极具美感的一个卦①。这使人联想到苏格拉底的神祇对他的劝导："你应该多来些音乐。"苏格拉底因此开始玩起长笛。在执着理性及对生命采取学究态度

① （译注）此处所说，可能是依据《吕氏春秋·壹行篇》而来："孔子卜得贲，孔子曰：'不吉。'子贡曰：'夫贲亦好矣！何谓不吉乎？'孔子曰：'夫白而白，黑而黑，夫贲又何好乎！'"荣格的解释与原意有出入。

方面，孔子与苏格拉底难分轩轾，但他们两人同样不能达到此卦第二爻所劝说的"连胡须都很风雅"①的境界。不幸的是，理性与繁琐的教学通常都缺乏风雅与吸引力，所以从根本上看，占卜的说法可能没有错。

还是再回到卦上来吧，虽然《易经》对它的新译本似乎相当满意，而且还甚为乐观，但这不能保证它预期的效果确实可在大众身上看出。因为在我们的卦里有两爻具有阳九之值，我们可由此知道《易经》对自己的预期为何。依据古老的说法，以六（老阴）或九（老阳）称呼爻，其内在的张力很强，强到可能倒向对立的一方上去，也就是阳可转变成阴，反之亦然。经由此种变化，在目前的案例上，我们得到了第三十五卦，晋卦。

此卦的主旨描述一个人往上爬升时，遭遇到的命运形形色色，卦文说明在此状况下，他究竟该如何自处。《易经》的处境也和这里描述的人物相同。它虽仿如太阳般高高升起，而且表白了个人的信念，但它还是受到打击，无法为人相信——它虽然继续竭力迈进，但甚感悲伤，可是，"人终究可从女性祖先处获得极大的幸福"②。心理学可以帮助我们理解这段隐晦的章节。在梦中或童话故事里，祖母或女性祖先常用来代表无意识，因为在男人的无意识

---

① （译注）"贲其须。"

② （译注）"受兹介福，于其王母。"

中，常含有女性心灵的成分在内 ①。如《易经》不能为意识接受，至少无意识可在半途迎纳它，因为《易经》与无意识的关系远比意识的理性态度要来得密切。既然梦寐中的无意识常以女性的形态出现，这段话很可能就可以作如此的理解，女性（也许是译者）带着母性的关怀，关怀此书。因此，对《易经》来说，这自然是"极大的幸福"。它预期可普遍让人理解，但也担忧会被人误用——"如齟鼠般前进"。要留神那告诫，"不要将得失放在心上"，要免于"偏心"，不要对任何人强聒不舍。

《易经》冷静面对美国书籍市场的命运，它的态度就和任何理性的人面对一本引人争议的著作的命运时，所表现出来的没有两样。这样的期望非常合理，而且合乎常识，要找出比这更恰当的答案，反而不容易。

五、我的解释之立场

这些都在我写下以上的论述前发生，当我达到此点结

---

① 荣格认为男性中皆含有女性的因素，女性中也含有男性的因素，此点与中国所说阳中有阴、阴中有阳相似。男性中的女性因素，荣格称作"Anima"，女性中的男性因素，则称作"Animus"。此外"大母神"（Great Mother）也是神话或梦境中一再出现的原型主题。

论时，我希望了解《易经》对于最新的情况抱着什么样的态度，因为我既然已加进了这场合，情况自然也随着我所写的而有了变化，而我当然也希望能聆听到与我的行为相关的事。由于我一向认定学者对科学应负责任，所以我不习惯宣扬我所不能证实，或至少理性上不能接受的东西。因此，我必须承认在写这篇序言时，我并不感到太过快乐。要引荐古代的咒语集给具有批判能力的现代人，使他们多少可以接受，这样的工作实在很难不令人踟躇不前，但我还是做了，因为我相信依照古代中国人的想法，除了眼睛可见的外，应当还有其他的东西。然而，尴尬的是：我必须诉诸于读者的善意与想象力，而不能给他周全的证明以及科学而严密的解释。非常不幸地，有些用来反对这具有悠久传统的占卜技术的论证，很可能会被提出来，这点我非常了解。我们甚至不能确定：搭载我们横渡陌生海域的船只，是否在某地方漏了水？古老的经文没有讹误吗？魏礼贤的翻译是否正确？我们的解释会不会自我欺骗？

《易经》彻底主张自知，而达到此自知的方法却很可能百般受到误用，所以个性浮躁、不够成熟的人士，并不适合使用它，知识主义者与理性主义者也不适宜。只有深思熟虑的人士才恰当，他们喜欢沉思他们所做的以及发生在他们身上的事物。但这样的倾向不能和忧郁症的胡思乱想混淆在一起。我上面业已提过，当我们想调和《易经》

的占卜与我们所接受的科学信条时，会产生很多的问题，我对此现象并没有解答。但毋庸多言的是：这一点都不怪异。我在这些事情上的立场是实用主义的，而教导我这种观点的实际效用的伟大学科，则是精神治疗学与医疗心理学。也许再也没有其他的领域，使我们必须承认有这么多不可预测的事情；同时再也没有其他的地方，可以使我逐渐采用行之久远，但不知为何运作的方法。有问题的疗法也许会不期而愈，而所谓的可靠方法却可能导致出乎意料之外的失败。在探讨无意识时，我们难免碰到非常怪异的事情，理性主义者常心怀畏怖，掉头走开，事后再宣称他什么事情都没有看到。非理性，它盈满生命，它告诉我：不要抛弃任何事情，即使它违背了我们所有的理论（理论在最好的情况下，其生命仍甚短暂），或者不能立即解释，也不要抛弃。这些事情当然令人不安，没有人能确定罗盘到底是指向真实或者指向了虚幻；但安全、确定与和平并不能导致发现，中国这种占测的模式也是如此。那方法很显然是指向了自我知识，虽然它总是被用在迷信的用途上。

我绝对相信自我知识的价值，但当世世代代最有智慧的人士都宣扬这种知识是必要的，结果却一无所成时，宣扬这样的识见是否有任何用处？即使在最偏见的人的眼中，这本书也很明显地展露了一种悠久的劝谕传统，要人细心明辨自己的个性、态度以及动机。这样的态度吸引了我，促使我去写这篇序言。关于《易经》的问题，我以前只透露过一次：那是在纪念理查德·魏礼贤的一次演讲中说出来的 ①，其余的时间我都保持缄默。想要进入《易经》蕴含的遥远且神秘的心境，其门径绝对不容易找到。假如有人想欣赏孔子、老子他们思想的特质，就不当轻易忽略他们伟大的心灵，当然更不能忽视《易经》是他们灵感的主要来源此一事实。我知道：在以前，对于如此不确定的事情，我绝不敢公开表露出来。我现在可以冒这个险，因为我已八十几岁了，民众善变的意见对我几乎已毫无作用。古老的大师的思想比起西方心灵的哲学偏见，对我来说价值更大。

六、坎与井

我不想将个人的考虑强加在读者身上，但前文已经提过，个人的人格通常也会牵连到占卜的答案里面。当我在陈述我的问题时，我也请求占卜对于我的行为直接评论。这次的答案是第二十九卦，坎卦。其中第三爻特别重要，

---

① （编者按）此篇讲词可参见全集第十五册。又：在魏礼贤与荣格译著的《金花的秘密》（亦即《太乙金华宗旨》）一书中，此篇讲词被收为附录。直到魏礼贤过逝一年后，此书才有英译本出现。

因为这爻里面有六（老阴）之值。这一爻说道：

> 前进复后退，深渊重深渊
>
> 危殆若此，且止且观
>
> 苟不如斯，必陷深坎
>
> 慎勿如是行 ①

假如在以前的话，我将会无条件地接受劝告："慎勿如是行"，对于《易经》不发一言，因为我没有任何的意见。但在目前，这样的忠告也许可以当作《易经》工作方式的一个范例看待。事实上，我目前求进不能，求退不得。谈占卜的事情，除了上述所说的以外，再也不能多说什么。想往后退，将我个人的见解完全舍弃，也做不到。我正处在这样的状况当中。然而，事情很明显，假如有人开始考虑到《易经》，将会发现它的问题确实是"深渊重深渊"。因此无可避免地，当人处在无边无际的危险以及未经批判的思辨中时，必须要"且止且观"，否则人真是会在黑暗中迷路。难道在理智上还有比飘泊在未经证实的可能性的稀薄空气中，不能确知到底所看到的是真实或是幻象，有比这更令人不安的处境吗？这就是《易经》如梦似幻的氛围。

---

① （译注）"来之坎坎，险且枕，入于坎窞，勿用。"

在其中，人除了依赖自己容易犯错的主观判断外，其余一无可恃。我不得不承认，这一爻非常中肯地将我撰写上述文字时的心情表达了出来。此卦一开始即令人欣慰的文字也是同样的中肯——"假如你是真诚的，在你的内心里你已成功。"[①]——因为它指出了在此具有决定性的事物，并不是外在的危险，而是主观的状况，也就是说：人能否真诚。

这个卦将处在这种处境里的主动行为，比作流水的行为模式，它不畏惧任何危险，从悬崖纵跃而下，填满行程中的坑坑谷谷（坎也代表水）。这是"君子"的行为以及"从事教化事业"的方式。

坎卦确实不是很让人舒畅的一个卦。它描述行动者似乎身处重重危机，随时会落入花样百出的陷阱里面。我发现深受无意识（水）左右[②]、精神病随时会发作的病人，坎卦通常最易出现。假如有人较为迷信，很可能他会认为这个卦本身就含有某些这类的意义。但是就像在解释梦境时，学者必须极端严格地顺从梦显现的真实状况，在向卦象请教时，人也应当了解他所提出的问题的方式，因为这限制了答案的诠释。当我初次请教占卜时，我正考虑仍在撰写的《易经》序言的意义，因此我将这本书推向前，使它成

---

① （译注）"有孚，维心亨。"

② （译注）荣格认为水常用以象征无意识，参见*Four Archetypes*，p.100，London，1972。

为行动的主体。但在我的第二个问题里面，我才是行动的主体，因此在这个案例当中，如果仍将《易经》当作主体，这是不合逻辑的，而且，解释也会变得不可理解。但假如我是主体，那种解释对我就有意义，因为它表达了我心中无可否认的不安与危殆之感。假如有人斗胆立足在这样不确定的立场上，他受到无意识影响，但又不知道它的底细，在此情况下，不安危殆之感当然是很容易产生的。

这个卦的第一爻指出危险的情况："在深渊中，人落入了陷阱。"[1] 第二爻所说的也是相同，但它接着劝道："人仅应该求得微小的事物。"[2] 我竭力实践这项劝谕，所以在这篇序言里，我仅想将中国人心灵中《易经》如何运作的情况摊展出来，而放弃了对全书作心理学的评论这样雄心勃勃的计划。

我简化工作的情况在第四爻可以见到，它论道：

一碗饭，一樽酒

碗樽皆是土罐作

呈献由窗牖

如此必无咎 [3]

---

① （译注）"习坎，入于坎窞。"

② （译注）"求小得。"

③ （译注）"樽酒簋贰，用缶，纳约自牖，终无咎。"

魏礼贤如此评论：按照惯例，一个官吏在被任命前，总要敬献某些见面礼以及推荐书信，但此处一切都简单到了极点。礼物微不足道，没有人赞助他，所以他只好自我介绍。但假如存有危急时互相扶助的真诚心意，这就没有什么好羞愧的。

第五爻继续谈论受困的题旨，假如有人研究水的性质，可以发现它仅流满到洼坑的水平面，然后会继续再流下去，不至于搁置在原先的地方：

深渊不过满

祗满至水面 [1]

但假如有人看到事情仍不确定，他受不住危险的诱惑，坚持要特别努力，比如说要评论等等，这样只会陷入困窘之境。最上一爻非常贴切地描述道：这是种被束缚住、如置囚笼的状况。无疑地，最后一爻显示人如果不将这卦的意义牢记在心，会产生怎样的后果。

在我们这个卦的第三爻有六（老阴）之值，这阴爻产生了张力，遂变为阳爻，由此另生一新卦，它显示了新的

---

[1] （译注）"坎不盈，祗既平。"

可能性或倾向。我们现在得到的是第四十八卦，井卦。水的洼洞不再意味着危险，相反地，它指向了有利的状况，有一口井：

> 因此君子可激励百姓工作
> 劝勉彼此互相扶携 ①

百姓彼此互相帮助的意象似乎是要将井重新疏浚，因为它已崩塌，充满泥渣，甚至连野兽都不能饮用。虽有游鱼活在里面，人们也可捕捉得到它，但是井却不能用来饮水，换言之，也就是它不能符合人们的需要。这段描述使人忆起那只颠倒在地、不为人用的鼎，它势必会被安装上新的把柄。而且，就像那鼎一样，"井已清理，但仍然无人从中饮水"：

> 我心伤悲
> 人原可汲其水 ②

危险的水坑或深渊皆指《易经》，井也是如此，但后者有正面的意义：井含有生命之水，它应当重修后再度使

---

① （译注）"君子以劳民劝相。"
② （译注）"井渫不食，为我心恻，可用汲。"

用，但世人对此毫无概念，因为樽已破裂，再也找不到可以汲取此水的器具了。鼎需要新的把柄与携环才能抓得住，同样地，井也需要重新规划，它含有"清冷之泉，人可饮用"。人可以从中汲水，"它很可靠"[①]。

在这个启示里面，《易经》很明显地又是言说的主体，它将自己视同活水之泉。以前的卦爻描绘人面临危险的情况，描绘得非常详细。它指出世人随时会出乎意料之外，陷入深渊之中。但他必须奋力跳脱出来，以便发现古老的废井。这口废井虽埋没在泥沼中，却可重修后再度使用。

我利用钱币占卜所显现的几率方式，提出两个问题，第二个问题是在我写完对第一个问题的答案的分析后提出来的。第一个问题直接指向《易经》：我想写篇序言，它的意见怎样？第二个问题则与我的行为，或者该说：我的情境有关，当时我是行动的主体，我刚刚讨论完第一个卦。《易经》回答第一个问题时，将自己比作鼎，一只需要重新整修的礼器，这器物却不能得到群众完全的信任。回答第二个问题时，则指出我已陷入困境，这困境显象为深邃而危险的水坑，人很可能轻易地就会陷身进去。然而，小坑可以是个古井，它仅需要再加整修，即可重新使用。

---

① （译注）"九五：井洌，寒泉食。上六：井收，勿幕，有孚。"

这四个卦在主题上（器物、坑洞、井）大体一致；在思想的内容上，它们似乎也甚有意义。假如有人提出这样的答案，身为精神病医师的我，一定会宣称他的心智很健全，至少在他所提的事情上没有问题。在这四个答案里面，我一点也发现不到任何的谵语、痴语，或精神分裂的蛛丝马迹。《易经》历史悠远，源出中国，我不能因为它的语言古老、繁复，且多华丽之辞，就认定它是不正常的。恰好相反，我应该向这位虚拟的人物道谢，因为他洞穿了我内心隐藏的疑惑不安。但从另外的角度来说，任何聪明灵活的人士都可将事情倒过来看，他们会认为我将个人主观的心境投射到这些卦的象征形式里面。这样的批评是依照西方理性的观点下的，它虽然极具破坏性，但对《易经》的功能却丝毫无损。而且正好相反，中国的圣人只会含笑告诉我们：“《易经》使你尚未明朗化的思虑投射到它奥妙的象征形式当中，这不是很有用吗？否则，你虽然写下序言，却不了解它可能产生极大的误解。”

七、让读者判断

中国人并不关心对于占卜应当抱持怎么样的态度，只有我们因为受到因果观念的偏见的牵绊，才会满腹迷惑，再三关心。东方古老的智慧强调智者要了解他自己的思想，但一点也不看重他达到的方式怎样。我们越少考虑《易经》的理论，越可以睡得安稳。

我认为建立在这样的范例上，公平的读者现在至少可以对《易经》的功能作个初步的判断①。对于一篇简单的导论，不宜苛求太多。假如经由这样的展示，我能成功地阐明《易经》心理学的现象，我的目的就达成了。至于这本独特的典籍激起的问题、疑惑、批评，真是荒唐古怪，无奇不有，我无法一一答复。《易经》本身不提供证明与结果，它也不吹嘘自己，当然要接近它也绝非易事。它如同大自然的一部分，仍有待发掘。它既不提供事实，也不提供力量，但对雅好自我知识以及智慧的人士来说，也许是本很好的典籍。《易经》的精神对某个人，可能明亮如白昼；对另外一个人，则晞微如晨光；对于第三个人而言，也许就黝暗如黑夜。不喜欢它，最好就不要去用它；对它如有排斥的心理，则大可不必要从中寻求真理。为了能明辨它的意义的人的福祉，且让《易经》走进这世界里来吧！

---

① 读者如能全部查阅此译本中的四个卦，并配合相关评注一齐阅读的话，当有受用。

第十二章

论同时性
（Synchronicity）①

<hr>

① （编者按）本文原为1951年在瑞士，Ascona，Eranos会议上的演讲稿，随后刊布于*Eranos-Jahrbush 1951*（Zurich，1952），目前的译文原刊于《人与时间》（*Eranos Yearbook 3* 中的论文，New York and London，1957）。此次重刊，稍有订正。

一、巧合的事例

　　我也许应该先定义此文所要处理的概念，然而我宁可另辟蹊径，先简述"同时性"这个概念所触及到的事实。正如字源学所示，这个语汇与时间有关，说得更确切些，与同时呈现（simultaneity）的性质有关。如果不用同时呈现此一词语，我们也可以使用两三种事件以上"有意义的巧合"（meaningful coincidence）此种概念，此种概念显示的绝不只是概率的问题。有些事件在统计上——也就是在可能性上——会重复出现，比如在医院里，某些病例极其雷同，这可算是概率的范畴，这种类型集合在一起，当中可能包含了许多的事例，但它依然可以落在理性的架构底下理解。又比如说，有人凑巧留意到他电车车票的号码；回家时，他接到一通电话，同样的数目字又被提到了；黄昏时，他买了张戏票，却又再度见到同样的数字。三项事件形成一概率的集合，虽然它不可能时常发生，但仍然可用可能性的理论架构解释，因为其间的每一项目是很常见的。但依据我个人的亲身经验，我却想重新解释底下的概率集合，它所含的事项达六件之多：

　　1949 年 4 月 1 日清晨，我记下一件雕刻作品，其间含有半人半鱼的图像。然后午餐，餐桌有鱼；还有人提及使某某人变成"四月鱼"（Aprilfish）的风俗。下午时刻，有人展示给我看一幅刺绣，内有海怪及游鱼的图式。隔日清晨，我看了一位老病患，她十年内头一次来拜访我，就在前晚，她梦见了一条巨鱼。几个月过后，我利用这一系列的事件，撰写一篇篇幅较大的著作。写就之后，我信步走到屋前湖泊旁，这地方当日早上我已走了好几回，可是此次却发现一尾一尺长的鱼横躺在防波堤边，由于没有其他的人士在场，我不晓得这尾鱼怎么能在这里出现。

这样的巧合，很难不使人留下深刻的印象——因为这组系列里的事件相当多，其性质也相当特殊，它几乎不可能发生的。由于我在别处业已论述过，此处不拟再予讨论，可是我相信这虽是一组概率的集合，但它绝不仅仅只是重复而已。

以上所说的电车车票的例子中，我提到观者"凑巧"注意到号码，而且将它留在脑海里，平日他却不会这样做。留在脑海是尔后一系列概率事件的基础，可是，我不懂为何他会去注意到这号码？在我看来，判断此事时，某种不能确定的因素需要引进，并加以留意。在其他的案例中，我也发觉到类似的情况，可是却找不到可靠的结论。然而在某些时候，我们难免会有些印象，意即对未来的事件，我们可以有种预知的能力。有些情况是时常发生的，比如：

当我们想到可能会在街头遇到老友时，情感真是难以抑止，可惜大失所望，所碰见的只是个陌生人，然而，当拐个弯时，却赫然和他本人碰面了。这样的例子并不难找到，而且绝非异常，可是我们通常都是在刹那的惊讶后，随之迅速忘掉。

确实，事前预知的事件其细节如果愈清楚，预知的事实给人的印象也就愈为明确，而想用概率去解释它也就越发不可能。我记得一位谊兼生友的故事：他的父亲答应过他，如果他能圆满通过大考的话，将可到西班牙旅行。我的朋友随后做了个梦，梦见他穿过西班牙的一座城镇，有条街通向广场，广场旁耸立一栋哥特式的教堂。他随之右转，绕过拐角，进入了另一条街道。在此，他遇见了一辆豪华的马车，由两匹奶油色的骏马拉挽着。然后，他就醒过来了，他告诉我们这场梦时，我们正围绕着桌子，啜饮啤酒。不久之后，他果真通过了他的考试，也果真到西班牙去了，而且就在其间的一条街上，他认出了这正是他梦见过的城镇，他也发现了广场和那教堂，而且与梦中所见一模一样。他本想直走到教堂，但突然记起在梦中时是往右转，经由拐角，再进入另一条街道。他颇为好奇，想确定他的梦境是否能更进一步地予以证实。当他转过拐角时，千真万确，果然看到两匹奶油色的马，拉挽着那辆马车。

二、超感官知觉与灵力

我在很多案例里发现，"前识之感"是奠基在梦中的预知上面，但在清醒的状态底下，这种预知也可能发生。在这些例子中，如说纯是概率，是很难站得住脚的，因为那种情况下的巧合是事先即已知晓。职是之故，它不仅在心理学或主观的意义上，不能以概率称之，即使在客观层面上说，也是如此。因为众多事情难以预料地凑合在一起，使得视概率为一决定性的因素的观点，很难成立。(关于精确地预知死亡，Dariex 和 Flammarion 已评估出可能性，大约在 1/400 万到 1/800 万之间。)[1] 所以认为这些案例的发生乃肇因于概率，是很不妥当的，这毋宁是种"有意义的巧合"的问题。通常，它们可用前识——换言之，也就是预知——来解释。人们也提到天眼通、他心通等等，可是，他们却不能说明这些功能所含者为何物，也不能说明到底经由何种输送的管道，它们能把遥远时空中的事件带到我们的知觉前来。所以这些观念只是空名，它们不是科学的概念，不能被视作法则的叙述，因为还没有人能建构一座因果的桥梁，用以联结组成"有意义的巧合"的各种因素。

---

[1]　（编者按）详情参见全集第830节。

特别感谢莱恩（J.B.Rhine），他在超感官知觉——也就是 ESP 上的实验，奠定了研究这些广大领域的可靠根基。他将一副 25 张的牌，分成 5 组，每组 5 张，各组都有它特别的记号（星号、方形、圆形、十字形、双波纹线），实验如下进行：在每组的实验里，牌总要被重组过 800 次，在此情况下，受试者根本看不到牌，随之在翻牌之际，即要他们猜测所翻者为何。按概率计算，正确答案的比例是 1/5。结果却显示有些顶尖人物的命中率，可以高达 5/6，而且，变异数的可能性又只在 1/25 万至 1.5/25 万之间；有些人的得分则比概率的命中率要高出两倍以上；其次，25 张牌全被正确无误地猜测出来了，这样的可能性只有 1/298023223876953125。实验者与受试者的距离复由几码远延伸到约 4000 公里，可是结果不变。

第二种实验仍是要求受试者猜牌，但这副牌却要在长短不等的一段时间后，才摊摆出来，时间由几分钟至两星期不等，实验结果显示：可能性只有 1/40 万。

第三类实验，则在机械地扔骰子时，受试者要期盼某种数目字出现，以期影响其结果。这种所谓灵力（PK，Psychokinetic）的实验显示，同段时间内骰子用得越多，结果也就越发显著。

空间实验的结果，可以说相当确定地证明了：在某种程度内，心灵可以泯除空间的因素。时间实验则证明了：

时间的因素（至少在未来此种次元内是如此）因心灵的缘故，可能变为相对的。投骰子的实验则确认动功中的物体，也会受心灵所左右——这种结果实可从时空在心灵作用中的相对性预测出来。

对莱恩的实验而言，能量（energy）的假设根本不适用，职是之故，任何有关力量的传递（transmission of force）的概念，也要一并排除。同样地，因果律也不再有效——30 年前，我早就指出了这项事实——因为我们不能理解何以未来的事件居然能带动目前的事件。既然任何的因果性解释暂时都难以成立，我们最好姑且设想一种非因果性质的非概率质素——也就是"有意义的巧合"——必须被包含进来。

衡量这些显目的结果时，我们应该考虑莱恩所发觉的一件事，即在每次实验里，初次的尝试效果总比后来的要来得佳。命中率衰落与受试者心境大有关联，刚开始时，态度虔诚，心境乐观，结果因此比较理想，怀疑与抗拒却招来反效果，亦即他们制造了一种不利的气息。既然对这些实验采取能量的——亦即因果的解释，已证明行不通，因此情感可以说具有条件的意义，它可使得那些现象发生——虽然它不一定如此。依据莱恩的实验成果，我们可以期望获得 5/6 的命中率，而不只是 1/5。可是我们却不能事先预测：这样的命中率何时会出现。如果可以这样做的话，我们所处理的将是一种法则，如此势必与上述的现象的性质完全相反，正如前文所说的，这种幸运命中具有非概率的质性，它并不只是泛然的常现而已，而且，它通常还要依赖某种的心情才有可能。

这种观察已完全被证实了，这意味着塑造唯物论者世界图像的法则，会受到心灵因素的修正甚或泯除，而这样的心灵因素自然又与受试者的心境有关。虽然超感官知觉（ESP）与灵力（PK）的现象，如按上述的方式继续实验下去的话，可收到相当丰硕的成果，可是如追根究底，将不免牵涉到情性的问题，因此，我乃转移我的注意力到某些观察与经验上去。平心论之，在我长期的医疗生涯中，这些现象一直驱使着我，它们都与自发的、有意义的巧合有关，其情况几近不可思议，因此也难以使人相信。我仅想举出一个例子，以作为全体现象的代表。你拒绝相信这种特殊的例子也好，你对它另作解释也罢，这都无关紧要，我可以告诉你一大堆类似的故事，这些并不比莱恩获得的铁证更令人难以思议，而且你还会立刻了解：几乎所有的例子都需要对它作独特的解释。然而，从自然科学观点看来，唯一可能的因果解释，已因心灵的介入，使时空相对化，而倒塌下来了——时空是因果关系不可或缺的前提。

我举的是一位年轻的女病患的例子，她尽管做事想扣两端以执中，诸事求好，结果总是做不到，问题症结在于她对事懂得太多了。她受的教育相当好，因此提供了她良好的武器，以完成此种目的——意即一种高度明亮洁净的笛卡儿式的理性主义，对于实在具有永无差忒的"几何学"的概念①。我曾数度尝试以更合理的态度，软化她的理性主义，结果证明无效之后，我不得不盼望某些不可预期而且非理性的事情会突然出现，如此方可粉碎她用以封闭自己的理智的蒸馏作用。某天，我恰好坐在她的对面，背依窗户，聆听她不绝的陈述。前晚，她做了一场印象极为深刻的梦，梦中有人赠她一只金色甲虫——一件很贵重的珠宝。当她正对我诉说其梦时，我听到背后有轻拍窗户的声音，我旋转过来，发现窗外有只相当大的昆虫正飞撞窗棂，试图进入这黝暗的房间。此事颇为怪异，我立即打开窗户，在昆虫飞进之际，从空中抓住了它，是种甲虫，或说是种普通的玫瑰金龟子，它那种黄绿的颜色与金色甲虫极其相肖，我将之交给我的病患，并附数语："这就是你的甲虫。"此一经验洞穿了她的理性主义，打碎了她理智抗拒的冰墙，如今治疗可持续下去，且成效显著。

此一故事只是无数有意义的巧合的例子中的一个，除了我外，还有很多人都已见过，而且载之于数量庞大的

---

① （编者按）笛卡儿用"几何学的方法"陈述他的命题。

典籍，此中包含无数事，或称之天眼通，或称之他心通等等，从史威登堡（Swedenborg）灵视到斯德哥尔摩（Stockholm）的大水都被证实，以及最近飞行将军 Victor Goddard 爵士所述及的一位佚名军官的梦，梦中预测了后来发生的 Goddard 座机的意外事件等皆是[①]。

以上所述，可归纳为以下三点：

（一）观察者的心境，以及与此心境相符应的同时、客观而外在的事件（如甲虫），两者的巧合不能显示彼此间有因果的关联。而如从心灵使时空相对化的观点考虑，此种因果联结甚至是不能理解的。

（二）心境以及与之相符应的外在事件（多少是同时发生的），两者相互巧合。此巧合的外在事件乃在观察者知觉的领域之外发生，比如说隔着一段距离，而且只能在事后验证（如 Stockholm 之火）。

（三）心境以及与之虽相符应、但却尚未存在的未来事件相互巧合，这种事件隔着一段时间的距离，而且同样地也只能在事后验证。

第（二）、（三）两点的例子中，相符应的事件尚未呈现在观察者知觉的范围内，但却能适时地预先参与，然而只能在后来验证。职是之故，我称呼如此的事件为"同时

---

① （编者按）这是英国影片 "The Night My Number Came Up" 中的主题。

性的"（synchronistic），这个词语不要和"在同样时间内的"（synchronous）相混淆。

三、占星术的意义

假如我们忽略掉所谓的占卜法（mantic methods）的话，对于这种内容广袤的经验之观察，恐怕仍是不足的。占卜术如果没有确实引发同时性的事件，至少也可以使这些事件顺从其目的。如此的范例可举《易经》的占卜法为代表，对此，魏礼贤博士已有详述[①]。《易经》预认了：在问者的心态以及解答的卦爻间，有种同时性的符应。卦的成形，或用 49 根蓍草揲分，或靠 3 枚硬币任意投掷而成，其结果无疑地极端有趣，但就我所知，此种方法不能提供任何足以客观决定这些事实的工具，因为问时的心境同样是变化无方，难以划归。土占的情况亦复如是，它也是建立在相似的法则上面。

我们如果再转而求诸占星术，情况也许会更为有利。因为它也预设着：星辰的时位形相与问者当时的心境或性格，有种有意义的巧合。然以最近天文物理研究的观点来看的话，占星学上的符应可能不是同时性之事，而是大体

---

① （编者按）《易经中时间的观念》，原为1951年Eranos会议中的演讲稿。

上皆为因果的关系。Max Knoll 教授已指出太阳质子的放射，会受星辰会合、对立，以及垂直相对等因素的影响，因此在相当可靠的程度内，磁风暴是可以预测的。而地球磁场混乱的曲线与死亡率之间，其关系复可找出，由此可证实会合、对立以及垂直的角度是有不利的影响，30 及 60 的角度，其影响则相当不错①。如此说来，此处所探讨的可能是种因果关系的问题，换言之，也就是种自然律的问题，与同时性了不相涉，或其相涉极为有限。何况，在星占上居有核心地位的星宫之黄道带，乃蕴含着：占星学上的黄道，虽与星历一致，但却与实际的星座本身不相符合。因为自从本世纪初期，春分落在白羊座起点时，即已有了岁差，所以这些星座偏离了它们的位置，几乎达到一整个柏拉图月之多。职是之故，今日任何生在白羊座的人（依据星历），事实上是诞生于双鱼座，只因近 2000 年来，他诞生的时辰一直以"白羊座"被人称呼而已。占星术预设着：这个时辰有某种定命的作用，可是这种作用很可能如同地球磁场的混乱一般，都与季节的波动有关，太阳质子的辐射不得不受其影响。如是说来，仍没有超出概率的范围，黄道位置很可能也是一种因果性的因素。

虽然对星占采用心理学的诠释其有效与否仍在未定之

---

① （编者按）《我们时代中科学的转变》，原为1951年Eranos会议中的演讲稿。

天，可是今日看来，采用因果的解释，以求符合自然律，此种远景是可预期的。结果则是：我们恐怕不宜再将占星学视同一种占卜的方法，它正迈向变为科学的途上。虽然如此，可是仍有大片的领域是未能确定的，前些时候，我决定做个实验，以试出到底占星学的传统能面对统计调查的挑战到什么程度。为此目的，选择确定不移、无可争议的事实是很必要的，我选了婚姻。因为从远古以来，传统上总认为结婚者双方的星位上有日月的结合。也就是说，一方的星位上，太阳（☉）在八度的轨道上，与另一方的月亮（☾）结合（☌）。其次，也是同样悠久的传统，认为 ☾ ☌ ☾ 也有婚姻的性质，而生辰星座与日月发光体的会合也具有同等的重要性。

我和我的伙伴 Liliane Frey-Rohn 女士一齐合作，我首先搜集了 180 对结婚的例子，换句话说，也就是搜集了 360 项星座位置[①]，然后比较 50 种与婚姻最为相关的因素，如 ☉ ☾ 、☿（水星）♀（金星）、初升之星（Asc）与沉没之星（Desc）间的会合与对立。结果显示 ☉ ☌ ☾ 的情况上限至 10%。Basel 的 Markus Fierz 教授不嫌麻烦，计算我所获得的结果的概率后，通知我道：此种数据的概率

① 这些资料来自各种不同的源头，它们仅是结婚男女的星座图，只要我们能够获得的，我们即任意搜罗，其间更无任何种类的筛选。

是万分之一。我曾向数位数学物理学家请教这种数据的意义，其意见颇为分歧，有些人认为很有价值，有些人则表示怀疑，因为我们的数据不够周延，从统计学的观点来看，总数360项的星座图是太微不足道了。

180项婚姻例子统计完毕后，我们搜集的例证又大为扩张，当再度搜罗了220项结婚事例后，我们分别探讨了这批材料。就如同第一次的情况一样，这些材料是来即处理，其来源分布极广，并没有经由特殊的观点加以筛选。第二批资料经衡量过后，我们发现 ☽ ☌ ☽ 统计数据的上限为10.9%，这种数据按概率算，大约也是万分之一。

最后，另有83件的结婚例子来了，这些仍是分别予以处理。结果，就 ☽ ☌ Asc 的情况而言，其统计数据的上限是9.6%，这种数据如依概率计算，约为1/3000。[①]

这些结合都是月亮结合（moon conjunctions），观者定大感惊奇，可是这却与占星学的预期一致。奇怪的是：此处所显现的，乃是占星上三种主要的位置，☉☽ 与Asc。☉ ☌ ☽ 和 ☽ ☌ ☽ 同时发生的概率是一亿分之一；三个月与 ☉☽ Asc 同时结合发生的概率则为 3×10^{11} 分之一。换言之，它不可能只是几率的原因，此事实如此突显，因此我们不得不另求其他的因素，以解释此种现象。这三

① （编者按）此处与底下所说的数据，Fierz教授后来加以修正，减幅甚大。参见全集第901节以下。

批材料太微不足道了，因此对万分之一及 1/3000 的概率来说，几乎没有理论上的意义。尽管如此，它们想同时呈现是如此地几近不可能，所以我们还是免不了要寻找产生此种结果的有力因素。

在占星学所得与质子辐射间有种科学而可靠的关系，此种可能适用的解释对以上的现象却无能为力，因为万分之一与 1/3000 的概率，对我们而言，要处理起来太庞大了，在任何可以确定的范围内，很难认定我们的结果有超乎概率以外的意义。此外，如我们将婚姻事例再细分为几批，其最高上限恐会彼此抵消掉。日、月、初升星辰彼此的结合共同呈现，如要在其间确立统计的常态分布，可能需要千万种婚姻星座的例证，即使能如此，其结果恐怕仍有可疑。可是无论如何，三种古典的月亮结合居然会出现，真是太不可思议了，因此，此种现象如不是有意无意的欺诈，只能解释为有种有意义的巧合，亦即解释成同时性。

虽然在早些时候，我对于占星学占卜的作用大表怀疑，可是做过占星学的实验后，我现在却又不得不予以重新肯定。婚姻星座的来源出自多方，因此其概率分配只是随意汇聚以后而成，它们再分成三组不等的组别时，其方式亦同样是无意的。这样可使研究者的预期保持新鲜不怠，而且可使其产生的图像显为全面性的，从占星学的预设观点来看，这种图像是不可能再被增损的。此种实验所得，与莱恩 ESP 的实验结果可说是若合一契，后者同样是会受到预期、盼望与信念的影响。虽说如此，却不可能明确无疑地期待会有何种的结果，我们所选择的 50 项可为此作证。从第一批资料处所获得的结果，我们确曾稍抱期待，认为 ☉ ☌ ☾ 的情况或可被证实，结果大失所望。第二次时，我们加进了一批新的星座资料，构成一组更大的组别，以期效果可以更为确定，结果却是 ☾ ☌ ☾ 的情况。做第三组的实验时，只抱着深深的期望：☾ ☌ ☾ 也许可以被证实，但结果仍旧不是这么回事。

四、巧合与预定和谐

此处发生的，确实很奇特，无疑地，这是种有意义的巧合的特例，如有人深受其感，不妨称之为具体而微的奇迹。可是在今天，我们必须转而用另一种稍微不同的眼光看待此奇迹。莱恩的实验指出了时、空及因果性是可以泯除的；如此也就意味着：非因果的现象——称作奇迹也未尝不可——是可能的。这种类型的自然现象都是独一无二的，经由几率奇妙地结合，其分子的共同意义乃融在一起，以形成真实无妄的整体。虽然有意义的巧合变化无穷，但作为非因果的事件，却可成为科学世界中的一份子。借着因果律，我们可以解释两个相续事件间的联结关系；同时

293

第十二章 论同时性（Synchronicity）

性却指出了在心灵与心理物理事件间，时间与意义上都有平行的关系，科学知识至今为止，仍不能将其化约为一项共通的法则。同时性这个词语其实一无解释，它只陈述了有意义的巧合的兴起，就其本身而言，此种巧合之发生可说是偶然的，但它既然如此不可能，我们最好设想它是立足于某种法则，或是奠基在经验世界的某些性质上面。然而在平行的事件间，却发觉不到因果联结的痕迹，这正是它们之所以具有概率性质的原因所在。在它们之间唯一可以认定，也唯一可以展示出来的环扣，乃是一种共同的意义，也就是种等价的性质（equivalence）。古老的符应观即建立在这种联结的经验上面——此种理论在莱布尼兹提出"预定和谐"的观念时，达到了高峰，但也在此暂告一段落，随后即为因果律所取代。同时性可说是从符应、感通与和谐等荒废的概念中，脱胎而成的现代词语。它并非奠基于哲学的设准上面，而是根据实在的经验与实验而来。

同时性的现象证实了在异质的、无因果关联的过程中，盈满意义的等价性质可同时呈现。换言之，它证实了观者所觉识到的内容，同时可由外在的事件展现出来，而之间并无因果的关联，由此可知：如非心灵根本不能在空间中定位，要不然就是对心灵而言，空间只是相对的，同理也可适用时间之决定心灵，以及心灵之使时间相对化等

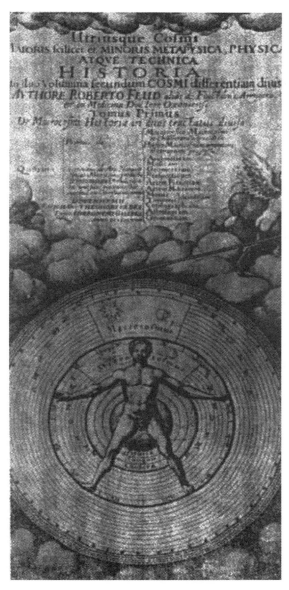

"人是小宇宙"的想法反映了天地间有种预定的和谐。

所牵涉到的问题。我并不着意强调：对这些发现加以证实，其影响将会如何深远。

在短暂的演讲中，很遗憾地，我只能粗枝大叶，描绘同时性此种巨大的问题。对此论题想再求深入的人，我愿稍作提示：我有篇更为周延的著作即将发表，题目为《同时性：一项非因果性的联结法则》。此篇将与W.Pauli教授的著作同收在《自然与心灵的诠释》此书中，一并出版。